Sekundarstufe

Gabriela Rosenwald

Ernährungstrends

Von Getreidebrei, Fleischgenuss, Burgern und Veganern

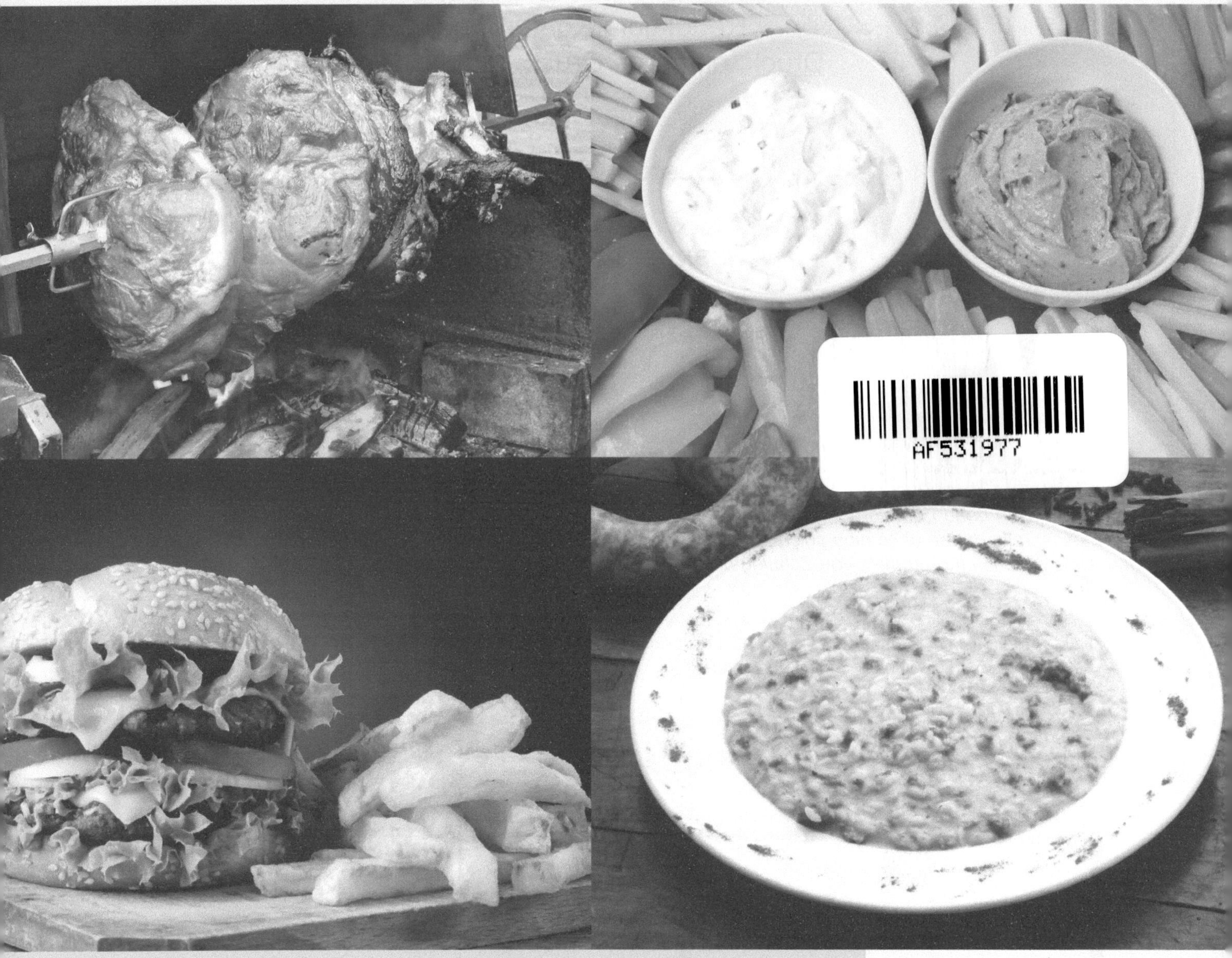

Unsere Nahrung im Wandel der Zeit

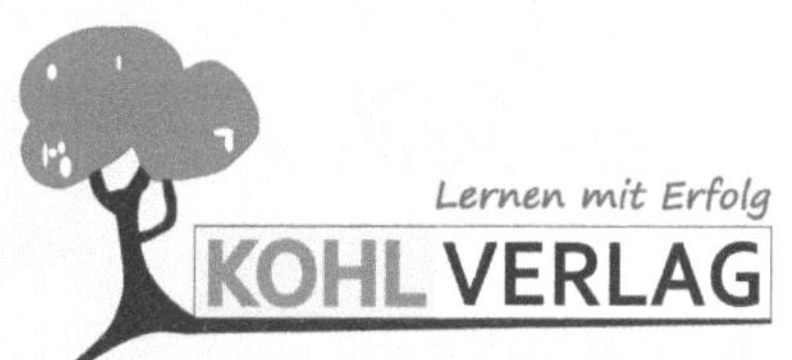

Ernährungstrends

Von Getreidebrei, Fleischgenuss, Burgern, Veganern & Co

11. Auflage 2025

Inhalt: Gabriela Rosenwald
Umschlagbild: Katja Xenikis, FM2, draghicich & Comugnero Silvana - fotolia.com
Grafik & Satz: Kohl-Verlag
Redaktion: Kohl-Verlag
Druck: elanders Druck, Waiblingen

Bestell-Nr. 11 695

ISBN: 978-3-95686-671-5

Kontakt: Kohl-Verlag, An der Brennerei 37-45, 50170 Kerpen
Tel: +49 2275 331610, Mail: info@kohlverlag.de

Unsere Lizenzmodelle

Der vorliegende Band ist eine Print-Einzellizenz

Sie wollen unsere Kopiervorlagen auch digital nutzen? Kein Problem – fast das gesamte KOHL-Sortiment ist auch sofort als PDF-Download erhältlich! Wir haben verschiedene Lizenzmodelle zur Auswahl:

	Print-Version	PDF-Einzellizenz	PDF-Schullizenz	Kombipaket Print & PDF-Einzellizenz	Kombipaket Print & PDF-Schullizenz
Unbefristete Nutzung der Materialien	x	x	x	x	x
Vervielfältigung, Weitergabe und Einsatz der Materialien im eigenen Unterricht	x	x	x	x	x
Nutzung der Materialien durch alle Lehrkräfte des Kollegiums an der lizensierten Schule			x		x
Einstellen des Materials im Intranet oder Schulserver der Institution			x		x

Die erweiterten Lizenzmodelle zu diesem Titel sind jederzeit im Online-Shop unter www.kohlverlag.de erhältlich.

Inhalt

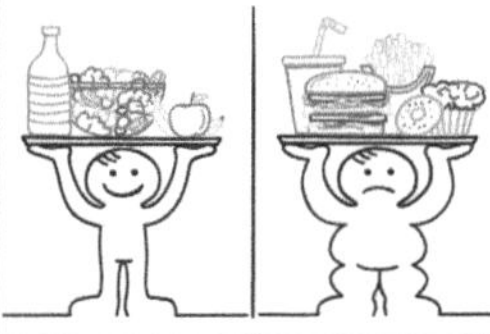

KOHL VERLAG Lernen mit Erfolg
ERNÄHRUNGSTRENDS
Von Getreidebrei, Fleischgenuss, Burgern, Veganern & Co – Bestell-Nr. 11 695

Vorwort

Liebe Kolleginnen und Kollegen,

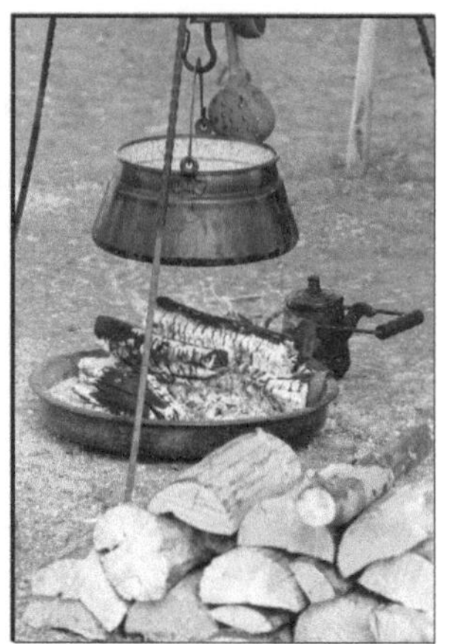

früher war jeder Mensch froh, wenn er etwas zu essen hatte und satt wurde. Getreidegrütze, Brot und Kartoffeln waren die Hauptnahrungsmittel für die Bevölkerung. Die Menschen mussten dabei körperlich schwer arbeiten.

Heute sind viele von uns sogenannte „Schreibtischtäter". Wir bewegen uns wenig, essen aber dafür viele reichlich fett- und zuckerhaltige Lebensmittel. Wir legen an Gewicht zu und werden immer dicker. Das kann doch nicht gut sein! So greifen wir dann zu Light-Produkten, die weniger Fett enthalten (dafür aber oft mehr Zucker) oder unterwerfen uns diversen Diäten.

Die Entwicklung unseres Essverhaltens sowie deren Resümee zeigen diese Kopiervorlagen. Möge jeder seine eigenen Folgerungen für die Gesundheit daraus ableiten – Vorschriften sind entschieden weniger effektiv als Selbsterkenntnis. Und was uns als gesund suggeriert wird, ist es oft nicht. Mit Werbung wird aber gutes Geld verdient.

So sollen unsere Schüler ihr Essverhalten genau betrachten und Unterschiede zwischen „gestern" und „heute" feststellen. Was war früher besser? Bestimmt nicht alles!

Aber genau wie die Mode unterliegt auch unsere Ernährung stetem Wandel. Welche Ernährungstrends liegen in unserer Zeit vorn? Ist alles gut und richtig, was uns täglich durch die Medien angepriesen wird?

Ernährung ist nicht das gleiche wie Gesundheit, doch sie spielt eine große Rolle für unser Wohlergehen.

In diesem Sinne – frohes Lernen und viel Erfolg mit den vorliegenden Kopiervorlagen wünschen Ihnen der Kohl-Verlag und

Gabriela Rosenwald

Hinweise für Lehrer:

Die Kopiervorlagen dieser Lernwerkstatt lassen sich unabhängig voneinander im normalen Unterricht ebenso einsetzen wie in der Freiarbeit, z. B. in Form von Wochenplanarbeit oder Stationenlernen. Die Aufgaben umfassen verschiedene Fachbereiche, z. B. Biologie, Sachkunde, Erdkunde, Deutsch. Wichtig wäre die Möglichkeit des Internetzugangs für die Schüler und/oder aber die Bereitstellung von verschiedenen Büchern (z. B. Duden, Biologiebuch, Lexika o. ä.) zur Erarbeitung bestimmter Aufgaben.

Bedeutung der Symbole:

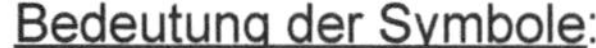

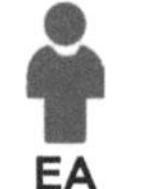

Einzelarbeit

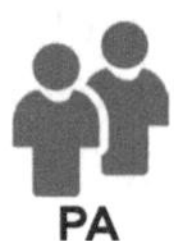

Partnerarbeit

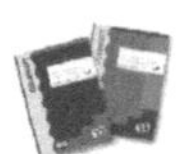

Schreibe ins Heft/ in deinen Ordner

Arbeiten in kleinen Gruppen

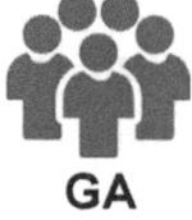

Arbeiten mit der ganzen Gruppe

**Mit Schülern bzw. Lehrern sind im ganzen Band selbstverständlich auch die Schülerinnen und Lehrerinnen gemeint.*

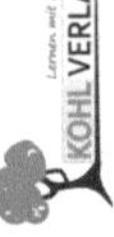

Arbeitspass

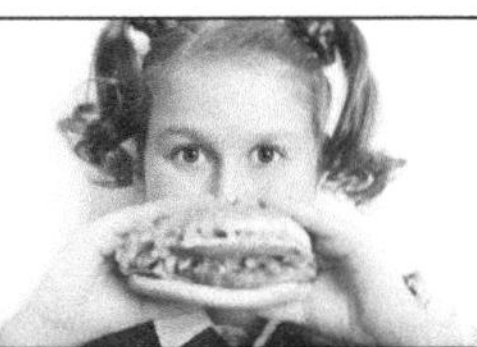

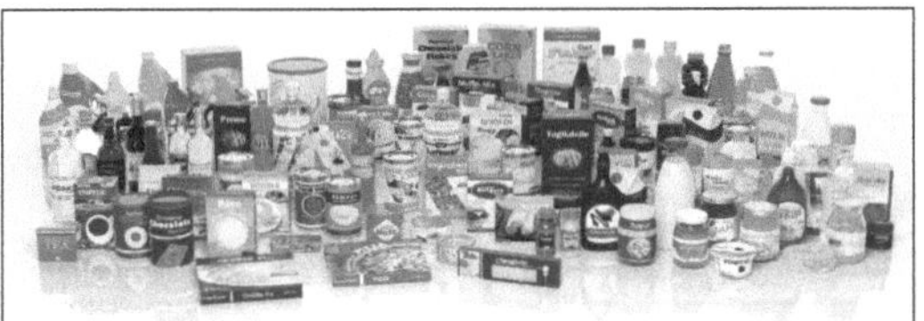

Name: ______________________________

Klasse: ______________________________

Seite	Titel	begonnen	erledigt

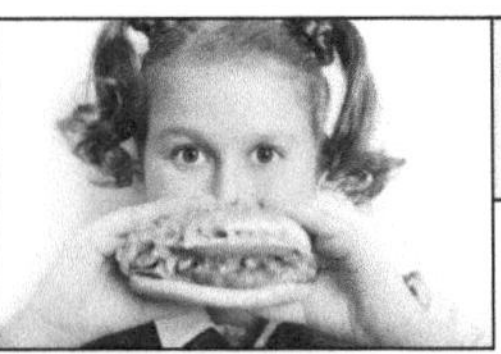

I. Ernährung früher – die Geschichte

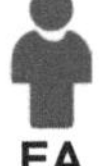

EA

Aufgabe 1: *Setze die folgenden Wörter sinnvoll in den Text ein.*

Grütze – Fleisch – Rotkohl – Brot – Wurzeln – Döner – Mehl – Weltkriege – Kartoffelanbau – Fertiggerichte – Larven – Zusatzstoffe – Wildgerichte

Die ersten Menschen ernährten sich von Pflanzen, Früchten und ____________________, von Insekten und ihren ____________________. Die Menschen waren froh, wenn sie ihren Hunger stillen konnten.

Dann wurden Tiere erlegt und ____________________ wurde gegessen. Nachdem die Menschen sich das Feuer nutzbar gemacht hatten, war die Nahrung sicher auch wohlschmeckender und vor allem besser verdaulich.

Durch das Zerkleinern oder Mahlen der Früchte gelangte man zum ____________________.

Getreidebreie und ____________________ fanden Anklang.

In Deutschland kam durch den „Alten Fritz" (Friedrich der II.) der ____________________ zum Einsatz. Neben Brei und ____________________ machten nun auch die Kartoffeln die Bevölkerung satt.

Die „bessere Gesellschaft" leistete sich dazu umfangreiche Fleisch- oder ____________________. Es kamen zwei ____________________, wo fast jeder froh war, wenn er überhaupt etwas zu essen hatte.

Unsere (Ur)Großmütter, angetan mit einer hübschen Schürze und oft mit einem Kochbuch bewaffnet, standen noch stundenlang am Herd, um eine leckere Sonntagsmahlzeit zu bereiten: Braten, Klöße und ____________________. Das hat sich weitgehend geändert. ____________________ und Convenience-Produkte eroberten die Küche.

Nach dem 2. Weltkrieg ging es dann langsam los, Essen wurde zur Kultur.

Currywurst, Pizza, Burger und ____________________ eroberten nach und nach das Land, und man begann, über Ernährung nachzudenken und zu fachsimpeln. Doch viele junge Menschen bevorzugen mittlerweile wieder naturbelassene Lebensmittel ohne weitere ____________________.

ERNÄHRUNGSTRENDS
Von Getreidebrei, Fleischgenuss, Burgern, Veganern & Co – Bestell-Nr. 11 695
KOHL VERLAG

II. Die Bausteine unserer Ernährung

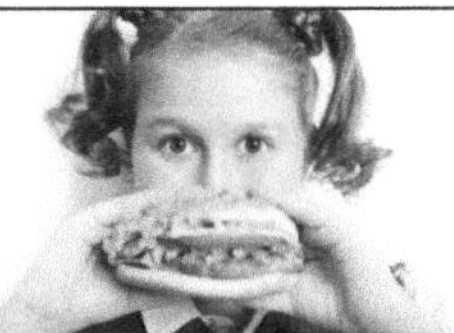

Zu einer gesunden Ernährung gehören Eiweiß, Fett und Kohlenhydrate, dazu Vitamine, Mineralstoffe, Spurenelemente und Ballaststoffe.

Kohlenhydrate (Stärke und Zucker)	**EIWEIß** / **FETT**	**VITAMINE** / **MINERALSTOFFE** / **SPURENELEMENTE**

Kohlenhydrate liefern uns Energie und machen satt. Sie sind vor allem in Getreide und Getreideprodukten enthalten, zum Beispiel in Brot, Müsli, Reis, Nudeln, Kartoffeln und Haferflocken.

Eiweiß ist für unseren Körper sehr wichtig. Da er keinen Eiweißspeicher besitzt, müssen wir unsere Körperzellen regelmäßig mit Eiweiß versorgen. Eiweiße liefern hauptsächlich Baumaterial für Muskeln, Organe, Haare, Fingernägel und Blut. Eiweiß ist enthalten in: Fleisch, Fisch, Ei, Milch und Milchprodukten, Hülsenfrüchten, Sojaprodukten und Nüssen.

Fett braucht unser Körper ebenfalls. Es ist enthalten in: Öl, Butter und Käse, Margarine, fettem Fleisch sowie in Wurst. Und dann gibt es noch ganz viele „versteckte" Fette, zum Beispiel in Backwaren oder Süßigkeiten. Aber Butter und Sahne schmecken eben gut!

Vitamine haben viele Aufgaben: Sie sind für den Aufbau von Körpergewebe, Zellen, Knochen, Zähnen und den ungestörten Ablauf innerhalb des Körperhaushalts verantwortlich. Vitamin C z.B. stärkt die Abwehrkräfte.

Mineralstoffe sind nur in kleinen Mengen erforderlich. So sind z.B. Calcium und Phosphor wichtige Bestandteile von Knochen und Zähnen.

Spurenelemente sind u.a. Eisen, Kupfer und Jod. Der Körper braucht nur winzige Mengen davon, aber er braucht sie!

Und dann gibt es da noch die **Ballaststoffe**. Es sind weitgehend unverdauliche Nahrungsbestandteile, die vorwiegend in pflanzlichen Lebensmitteln vorkommen, unter anderem in Getreide, Obst, Gemüse und Hülsenfrüchten. Ballaststoffe gelten als wichtiger Bestandteil der menschlichen Ernährung und sind wichtig für eine gute Verdauung.

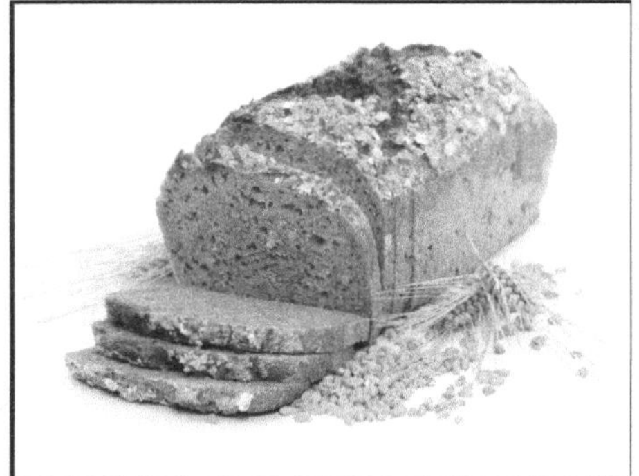

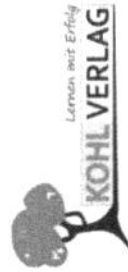

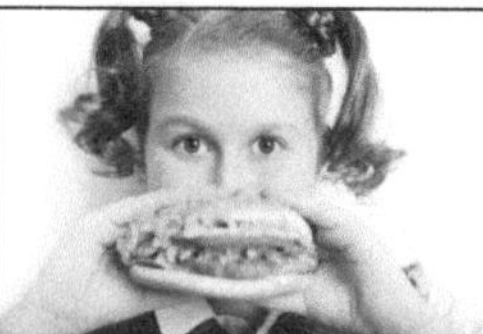

II. Die Bausteine unserer Ernährung

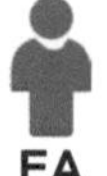
EA

Aufgabe 1: *Hier findest du wichtige Informationen über die verschiedenen Nährstoffe. Leider sind sie völlig durcheinandergeraten. Notiere übersichtlich in deinem Heft oder auf einem Blatt, was zusammengehört.*

Eiweiß | Kohlenhydrate

Fette | Ballaststoffe

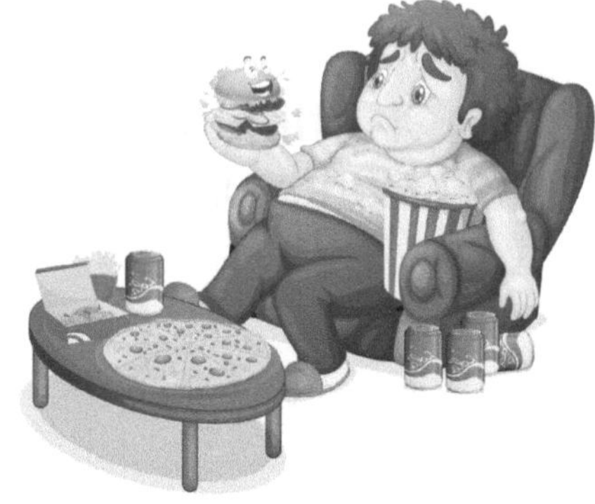

A	Tierisches Eiweiß findest du in Eiern, Fisch, Milch, Milchprodukten, Wild, Geflügel und magerem Fleisch.
B	Pflanzliche Fette sind Margarine, Sonnenblumenöl, Olivenöl, Distelöl…
C	Pflanzliches Eiweiß ist in Hülsenfrüchten, Getreide, Nüssen, Mandeln, Gemüse und Kartoffeln enthalten.
D	Reich an Ballaststoffen sind Vollkornprodukte, rohes Obst und Gemüse, Trockenobst und Getreide.
E	„Leere“ (wertlose) Kohlenhydrate gibt es in Toastbrot, Weißbrot, Pralinen, Schokolade, Marmelade, Süßspeisen, gesüßten Konserven und zuckerhaltigen Getränken.
F	Ballaststoffe liefern kaum Energie. Doch durch ihre Quellfähigkeit regen sie den Darm zu stärkerer Tätigkeit an.
G	Eiweiß ist lebenswichtig für das Wachstum aller Zellen und Muskeln.

H	Wenig Ballaststoffe findest du in Süßigkeiten, Toastbrot, Weißbrot, Kuchen und Gebäck.
I	Versteckte Fette findest du in Wurst, Milchprodukten, Schokolade, Gebäck, Fertigprodukten.
J	Wertvolle Kohlenhydrate sind im Getreide, im Vollkornbrot, Knäckebrot, Gemüse, in Kartoffeln, Obst, getrockneten Früchten und Hülsenfrüchten enthalten.
K	Kohlenhydrate sind für den Stoffwechsel und als Energielieferant wichtig.
L	Fette sind die wichtigsten Energielieferanten.
M	Tierische Fette sind Butter und Schmalz.

ERNäHRUNGSTRENDS
Von Getreidebrei, Fleischgenuss, Burgern, Veganern & Co – Bestell-Nr. 11 695

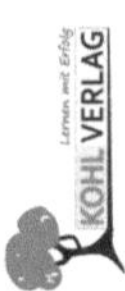

II. Die Bausteine unserer Ernährung

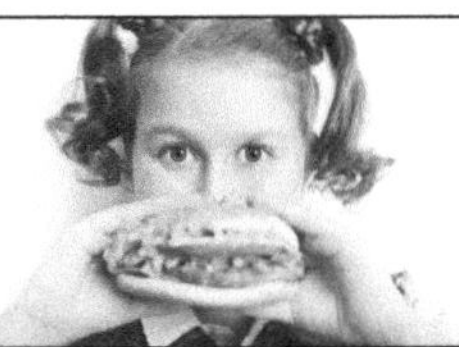

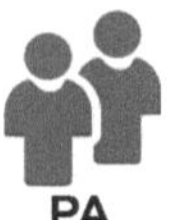

Aufgabe 2: *Eine abwechslungsreiche Ernährung mit pflanzlichen und tierischen Lebensmitteln versorgt uns meist genügend mit allem, was der Körper braucht.*

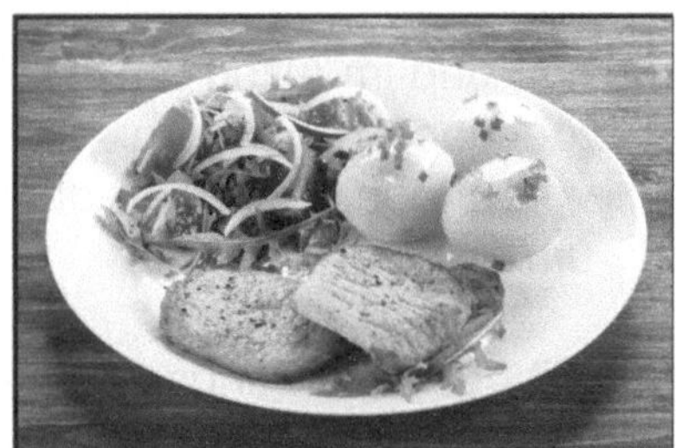

Unser Körper braucht Kohlenhydrate (Stärke und Zucker), Eiweiß (Protein), Fett, Vitamine, Mineralstoffe und Spurenelemente. In welchen Lebensmitteln finden sich die Stoffe?

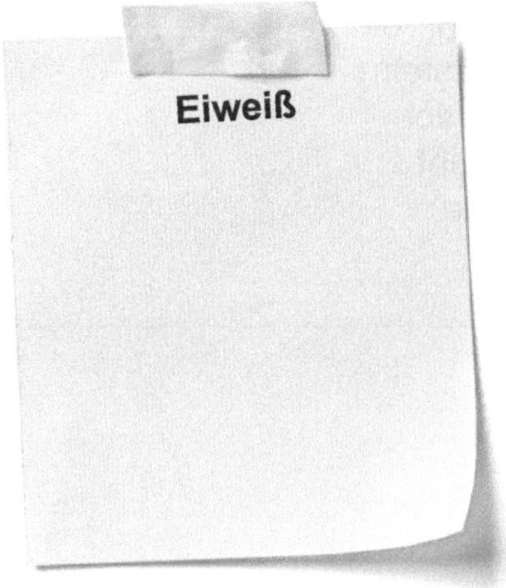

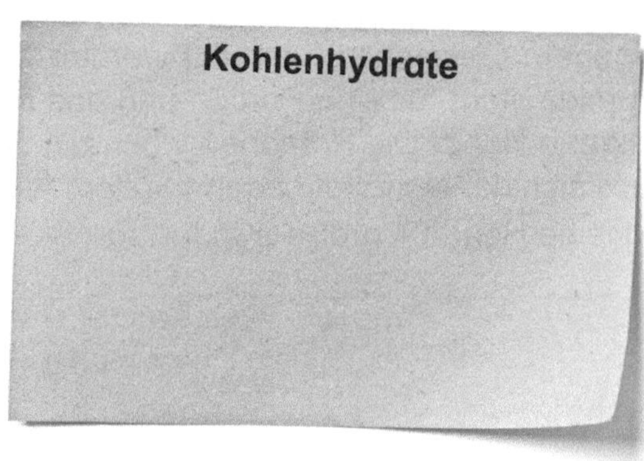

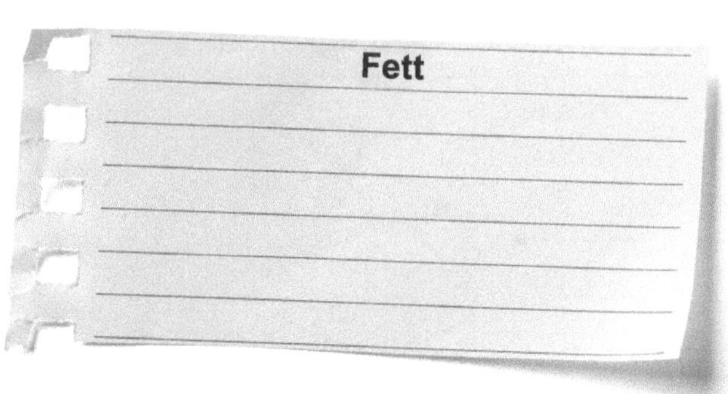

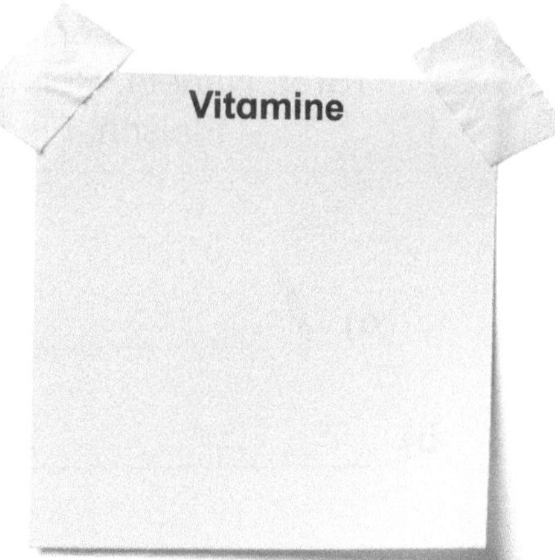

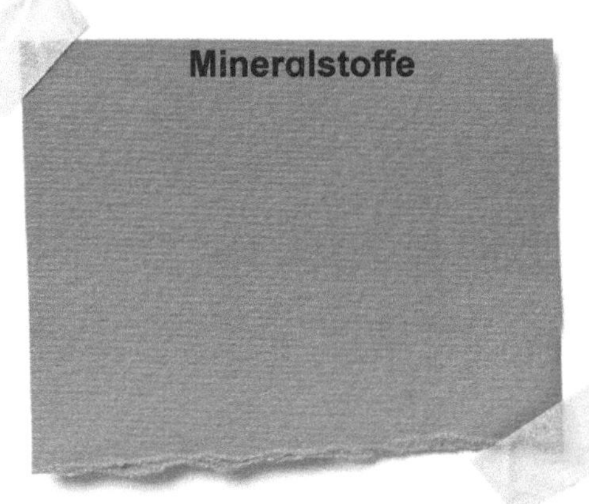

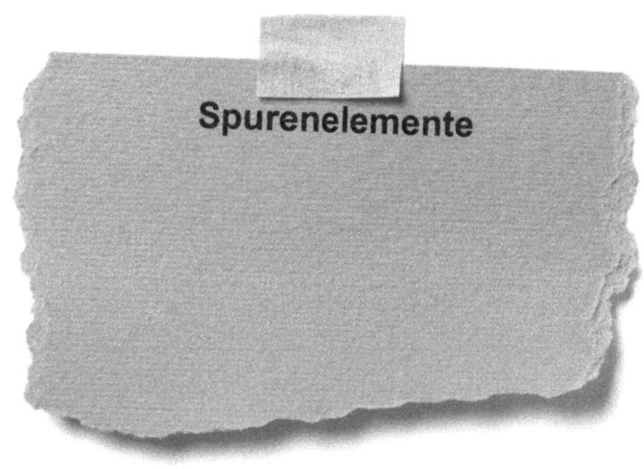

ERNÄHRUNGSTRENDS
Von Getreidebrei, Fleischgenuss, Burgern, Veganern & Co – Bestell-Nr. 11 695
KOHL VERLAG

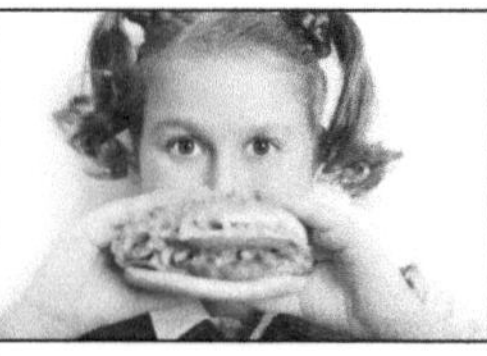

II. Die Bausteine unserer Ernährung

Die Ernährungspyramide

Gesund und mit Genuss essen und trinken – ganz leicht gesagt! Oft hört man komplizierte oder sogar widersprüchliche Empfehlungen. So ist es schwierig, das Wesentliche zu verstehen und im Alltag umzusetzen. Jeden Tag erhält man über die Medien Ratschläge für eine „gesunde Ernährung“. Das theoretische Wissen über eine ausgewogene Ernährung ist oft vorhanden. Es hapert aber vielfach daran, dieses Wissen auch in die alltägliche Ernährung umzusetzen.

Mit der Ernährungspyramide wurde ein einfaches System entwickelt, mit dem jeder sein Ernährungsverhalten in den Griff bekommen kann. Mit der Unterteilung der Pyramide in Portionsbausteine bietet sie Hilfe im Alltag. Die Ernährungspyramide gibt den äußeren Rahmen vor, der nach eigenem Geschmack genutzt werden kann. Jeder Baustein der Pyramide steht für eine Portion und das Maß für eine Portion ist die eigene Hand. Die Portionen wachsen also mit. So ergibt sich, dass sich der Nährstoffbedarf mit dem Alter ändert: Kleine Kinder, kleine Hände – große „Kinder“, große Hände.

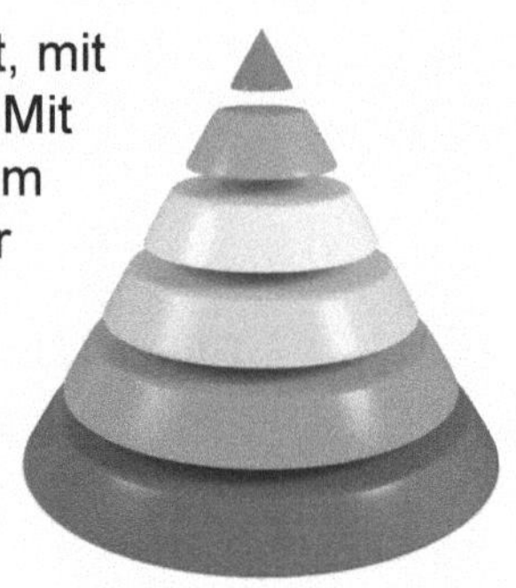

Aufgabe 3: *Beschrifte die Pyramide richtig.*

Getränke (Wasser, Tee, Saft) - Obst/Gemüse - Getreideprodukte (Brot, Nudeln, Reis) und Kartoffeln - Milch, Käse, Milchprodukte - Fleisch, Fisch, Eier - Fette und Öle - Süßigkeiten

a) ______________________ →

b) ______________________ →

c) ______________________ →

d) ______________________ →

e) ______________________ →

f) ______________________ →

g) ______________________ →

II. Die Bausteine unserer Ernährung

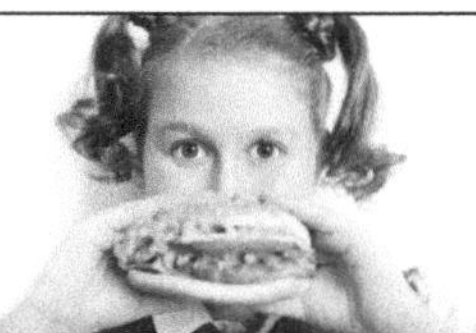

Zur gesunden Ernährung gehören auch Getränke

Jeden Tag sollen wir 1,5 bis 2 Liter Wasser trinken. Das ist wichtig für den Körper. Dabei geht es nicht nur darum, dem Körper genügend Flüssigkeit zuzuführen. Trinkwasser enthält wichtige Stoffe für unseren Körper.

Viele bedeutende Mineralien und Spurenelemente nimmt der Mensch über das Trinkwasser aus der Leitung oder durch Mineralwasser aus der Flasche zu sich.

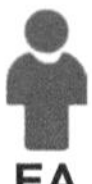
EA

Aufgabe 4: *Setze die folgenden Mineralien in den Lückentext ein.*

Magnesium - Calcium - Eisen - Sulfat - Fluorid - Zink - Silizium - Hydrogencarbonat - Natrium, Kalium und Chlorid

C ____________________ ist wichtig für den Knochenbau, die Muskeln und starke Zähne. Es ist auch reichlich in Milchprodukten enthalten. **S** ____________________ ist besonders wichtig für Haut und Haare. Außerdem fördert es die Darmtätigkeit. **N** ____________________, **K** ____________________ und **C** ____________________ regulieren den Flüssigkeitshaushalt im Körper. **M** ____________________ ist ein wichtiger Baustein für die Nerven und Muskeln. Er ist besonders wichtig für Sportler. Nimmt man zu wenig davon zu sich, kann sich das z. B. in häufigen Wadenkrämpfen äußern. **F** ____________________ ist besonders wichtig für Kinder, denn es stärkt im Wachstum Knochen und Zähne und festigt das Bindegewebe. Die meisten Zahncremes enthalten es. **Z** ____________________ stärkt die Abwehrkräfte des Körpers und wirkt außerdem entzündungshemmend. So findet man es auch in Wund- und Heilsalben. **H** ____________________ sorgt für ein ausgeglichenes Säure-Basen-Verhältnis und wirkt in größerer Menge gegen Sodbrennen. **E** ____________________ braucht der Körper für die Blutbildung und die Sauerstoffaufnahme im Blut. **S** ____________________ ist für ein starkes Skelett unentbehrlich. Auch trägt dieser Stoff zur Festigung des Bindegewebes bei.

EA

Aufgabe 5:
- *Erstelle und vervollständige eine Tabelle wie folgt.*
- *Beschreibe die folgenden Getränke. Welche sind als Durststiller geeignet, welche eher nicht?*

Saft - Schorle - Wasser - Limo/Cola - Milch - Tee - Kaffee

Getränk	Beschreibung	Durststiller? ja	Durststiller? nein
...			

ERNÄHRUNGSTRENDS
Von Getreidebrei, Fleischgenuss, Burgern, Veganern & Co – Bestell-Nr. 11 695

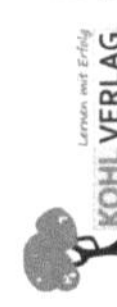

II. Die Bausteine unserer Ernährung

Aufgabe 6: *Welche Getränke sollten wir häufig zu uns nehmen? Erkläre, warum.*

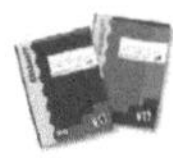

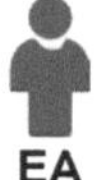

Aufgabe 7: *Ausgewogene Ernährung erhält unsere Leistungsfähigkeit und unsere Gesundheit. Besonders wichtig ist es, sich ausgewogen zu ernähren, d. h. viele verschiedene Lebensmittel zu uns zu nehmen. Alle Nährstoffe sollten wir in genügender Menge zu uns nehmen. Meist nimmt man 5 Mahlzeiten (3 Haupt- und 2 Zwischenmahlzeiten) zu sich. Wie sieht das bei dir aus? Überlege, was du gestern alles gegessen und getrunken hast. In die freien Zeilen kannst du weiteres Essen oder Naschen aufführen.*

Mahlzeit	Uhrzeit	Nahrung	Getränke
Frühstück			
2. Frühstück			
Mittagessen			
Zwischenmahlzeit			
Abendessen			

Aufgabe 8: *Wie schätzt du dein Essverhalten ein? Vervollständige entsprechend der Fragen die Ernährungspyramide.*

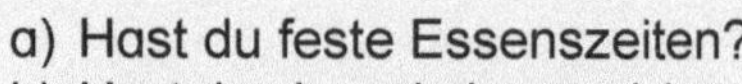

a) Hast du feste Essenszeiten?
b) Hast du abwechslungsreich gegessen?
c) Zeichne in die Ernährungspyramide ein, was du gegessen und getrunken hast! Du kannst die Pyramide auch auf ein großes Blatt zeichnen. Die richtige Beschriftung findest du auf Seite 10.
d) Hast du genügend getrunken?
e) Findest du dein Essverhalten in Ordnung?
f) Könntest du etwas besser machen?

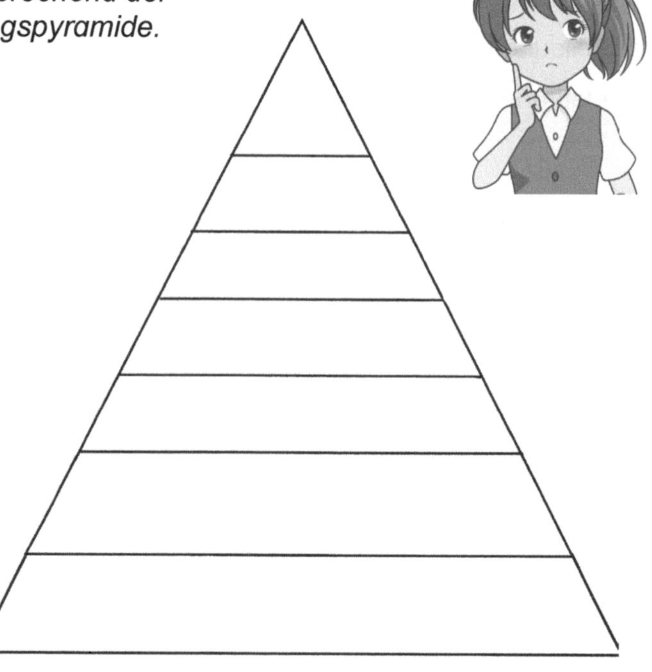

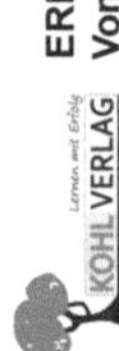

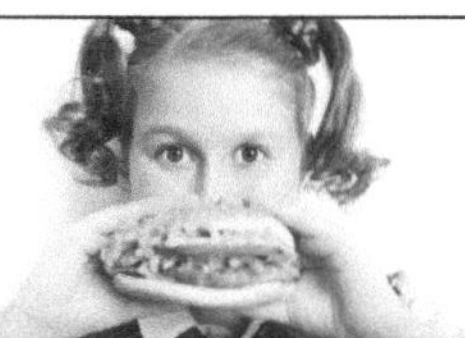

III. Idealgewicht und Kalorien

Das Idealgewicht

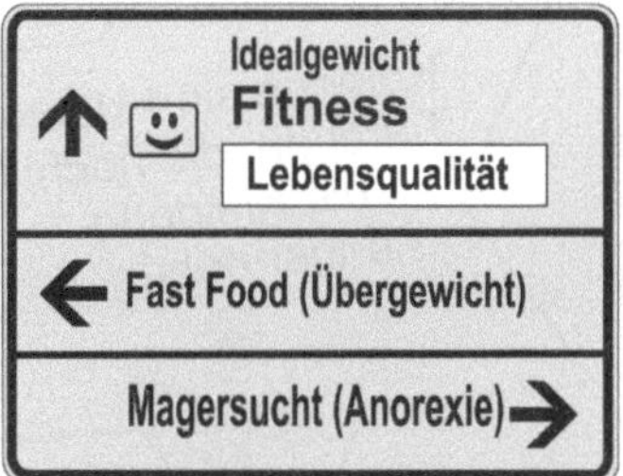

Das Idealgewicht kann man mit verschiedenen Formeln errechnen. Gerade liegt der Body Mass Index, abgekürzt BMI, im Trend. Der BMI gibt einen Überblick über das Verhältnis Gewicht zu Größe und Alter. Daran lässt sich relativ gut ablesen, ob eine Person Untergewicht, Normalgewicht oder Übergewicht hat.

Der BMI errechnet sich nach folgender Formel:

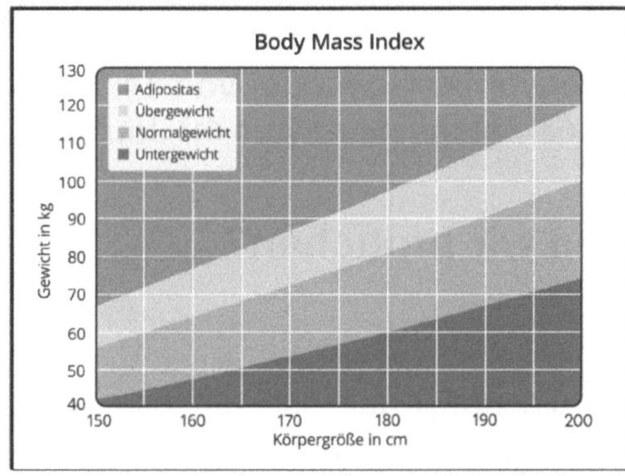

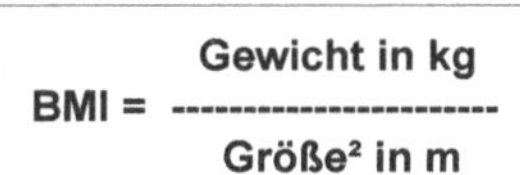

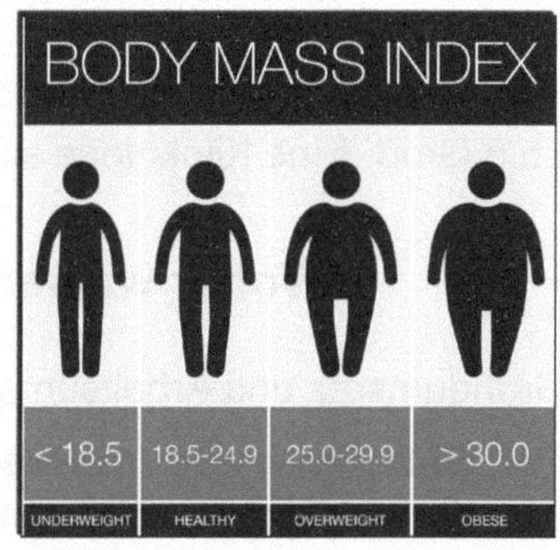

Leider fehlt bei dieser Tabelle links der Bezug aufs Alter. Wenn man älter ist, darf auch der BMI ein wenig höher liegen.

Es gilt aber auch Körpergröße minus 100 minus 10 % (bei Frauen minus 15 %). Wenn du also 170 cm lang bist, wären das 70 kg minus 10 % = 63 kg. Rechnen muss man bei beiden Formeln!

Es gibt auch ein persönliches Wohlfühl-Gewicht. Wenn du 165 cm groß bist und 67 kg wiegst, ist das sicher auch in Ordnung. Wenn du aber 160 groß bist und 110 kg wiegst, solltest du mal nachdenken, ob es dir wirklich gut geht.

Heute wird uns suggeriert, dass dünn (mager) „in" ist, obwohl es da zum Glück auch schon gegenteilige Meinungen gibt. An der Essstörung Magersucht (Anorexie) erkranken vor allem junge Mädchen und Frauen. Sie hungern bis zum extremen Untergewicht, treiben viel Sport und sind trotzdem noch der Meinung, sie seien zu dick. Solchen Menschen kann nur ein Arzt oder Psychologe dauerhaft helfen.

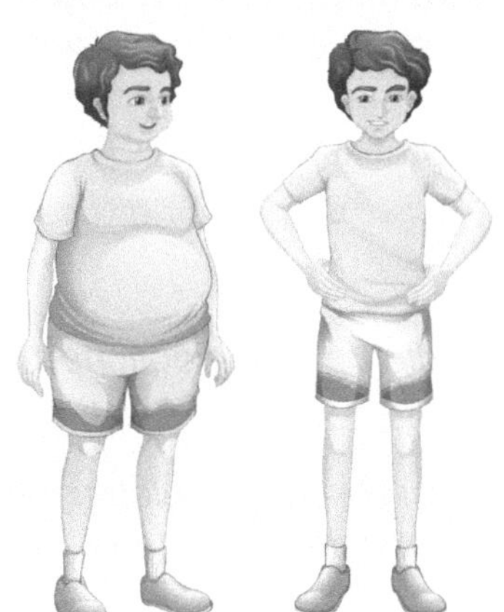

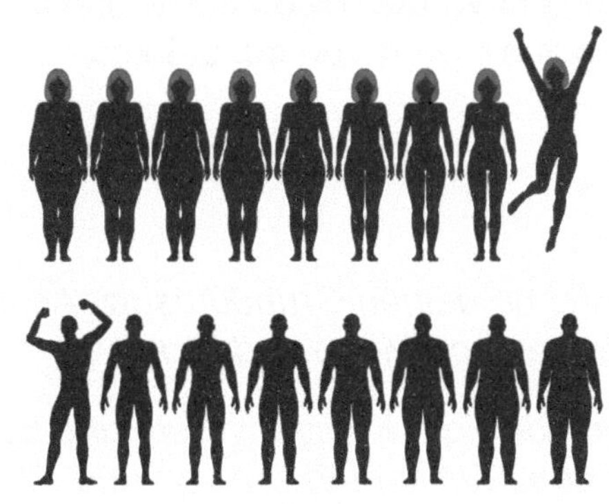

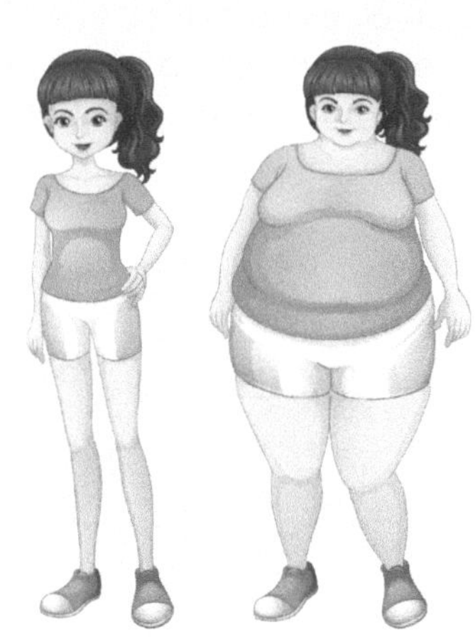

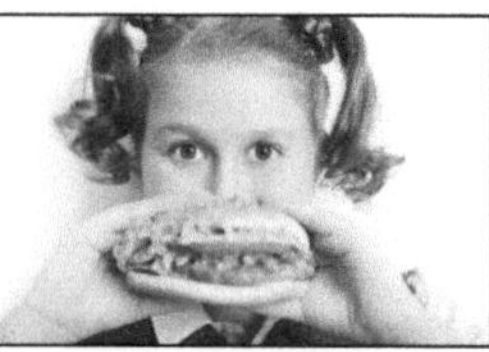

III. Idealgewicht und Kalorien

Die Kalorien

Kalorien sind kleine Tierchen, die nachts die Kleidung enger nähen..

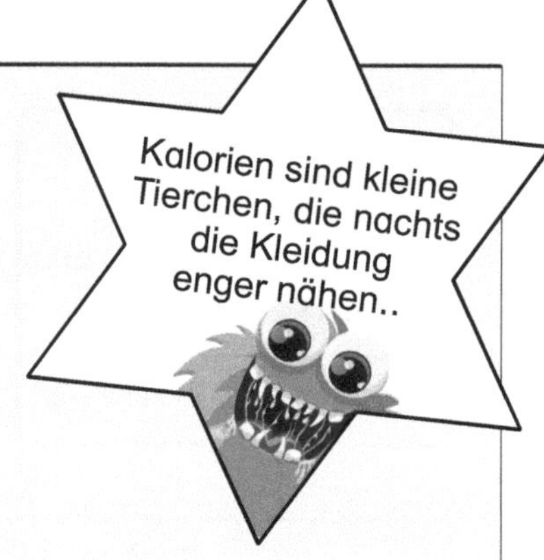

Die Kalorie *(lat. calor = Wärme)* wurde durch das Joule als internationale Einheit abgelöst. Lebensmittel werden trotzdem weiterhin in Kalorien bzw. Kilokalorien angegeben. Das Zeichen für die Einheiten der Kalorie ist cal. Häufig wird der Begriff Kalorie anstelle von Kilokalorie verwendet. So wird mit der Aussage: 1 g Fett enthält 9,3 Kalorien eigentlich 9,3 kcal, also 9300 Kalorien gemeint.

Definition:

Mit 1 kcal kann man 1 Liter Wasser um ein Grad Celsius erwärmen, genauer von 14,5 auf 15,5 Grad. Eine Kilokalorie sind 1000 Kalorien. Eine Kalorie entspricht etwa 4,19 Joule.

Woher wissen wir, wie viele Kalorien wir brauchen?

Grundumsatz und Arbeitsumsatz:

Der Grundumsatz ist die Menge an Energie (Kalorien) die notwendig ist, um alle wichtigen Lebensfunktion (Temperatur, Atmung, Kreislauf ...) aufrecht zu erhalten. Er wird vom Körpergewicht, Alter und Geschlecht beeinflusst. Der Grundumsatz errechnet sich aus folgender Formel:

24 kcal x Körpergewicht in kg = Grundumsatz in kcal.

Ein 80 kg schwerer Mann hat demnach einen Grundumsatz von 1920 kcal täglich. Bei Frauen liegt er etwa 15% niedriger, der Faktor ist 20,4 kcal.

Alle Energie, die für Bewegungen benötigt wird, heißt Arbeitsumsatz. In der Regel beträgt der Arbeitsumsatz 30% vom Grundumsatz. Das ist aber nur ein ungefährer Wert! Bauarbeiter haben entschieden mehr Arbeitsumsatz als jemand, der den ganzen Tag im Büro (oder in der Schule) sitzt. Unser täglicher Kalorienverbrauch richtet sich also nach der Tätigkeit. Je „anstrengender" desto höher der Kalorienverbrauch. Nehmen wir zu viele Kalorien zu uns, steigt unser Gewicht. Essen wir zu wenige, verlieren wir Gewicht. Wobei neben der Nahrung auch die Getränke zu berücksichtigen sind, die wir zu uns nehmen.

Der ***Brennwert*** ist ein Maß für die in einem Stoff enthaltene Energie. Eiweiß hat einen Brennwert von ca. 4,1 kcal, Kohlenhydrate (also Zucker und Stärke) haben einen Brennwert von ca. 4,1 kcal. Fett hat einen Brennwert von ca. 9,3 kcal.

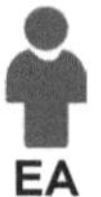

EA

Aufgabe 1:

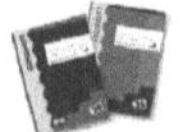

a) *Berechne deinen Grundumsatz. Achte auf die unterschiedlichen Faktoren von Mann und Frau.*

b) *Wenn du Fett, Kohlenhydrate und Eiweiß vergleichst: Welcher Stoff hat den höchsten Brennwert und damit die meisten Kalorien?*

ERNäHRUNGSTRENDS
Von Getreidebrei, Fleischgenuss, Burgern, Veganern & Co – Bestell-Nr. 11 695

KOHL VERLAG

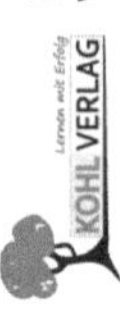

III. Idealgewicht und Kalorien

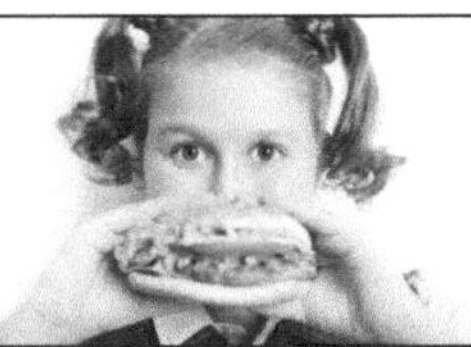

Der Kalorienverbrauch

Folgende Tabelle gibt einen Überblick über die durchschnittliche Kalorienzufuhr pro Tag.

Alter	männlich	weiblich
10 bis 14 Jahre	2500 kcal	2200 kcal
15 bis 18 Jahre	2900 kcal	2400 kcal
19 bis 25 Jahre	2700 kcal	2200 kcal
25 bis 50 Jahre	2500 kcal	2000 kcal
51 bis 65 Jahre	2500 kcal	2000 kcal
über 65 Jahre	2300 kcal	1800 kcal

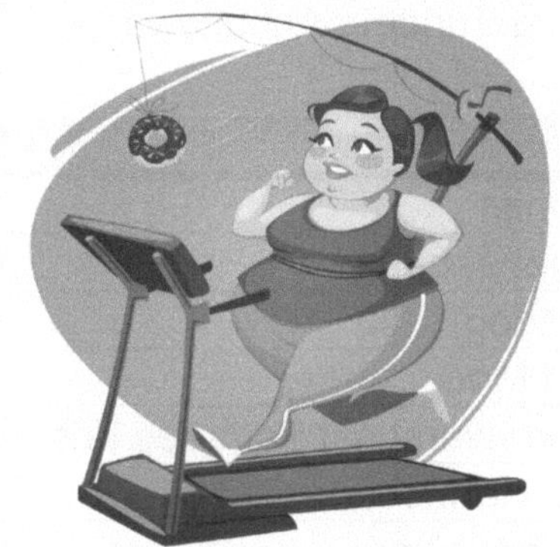

Die Werte gelten für Personen, die eine körperlich leichte Tätigkeit ausüben. Für andere Gruppen ist mehr erforderlich:

- Mittelschwerarbeiter: ca. 600 kcal
- Schwerarbeiter: ca. 1200 kcal
- Schwerstarbeiter: ca. 1600 kcal

So viele Kalorien werden in einer Stunde verbraucht (Anhaltswerte):

Tätigkeit	Verbrauch	Tätigkeit	Verbrauch
Liegen	65 kcal	Fahrrad fahren (15 km/h)	380 kcal
Sitzen	70 kcal	Schwimmen	640 kcal
Stehen	75 kcal	Fußball spielen	680 kcal
Gehen langsam	210 kcal	Inline-Skaten	500 kcal
Gehen schnell	380 kcal	Tennis spielen	560 kcal
Joggen	750 kcal	Fernsehen	100 kcal

EA

Aufgabe 2:

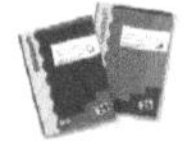

Wir sprechen von leicht arbeitenden Menschen (körperlich), Mittelschwerarbeiter, Schwerarbeiter und Schwerstarbeiter. Finde für jede Gruppe einige Beispiele.

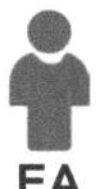
EA

Aufgabe 3:

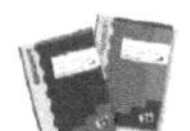

Auf der nächsten Seite findest du eine Kalorientabelle mit den ungefähren Brennwerten der einzelnen Nahrungsbestandteile.

a) Liste auf, was du gestern gegessen und getrunken hast. Wie viele Kalorien waren das?

b) Betrachte die Tabelle oben. Hast du zu viele, zu wenige oder genau genug Kalorien zu dir genommen?

c) Wie sähe für dich ein optimaler Tages-Ernährungsplan aus? Vergiss die Getränke nicht!

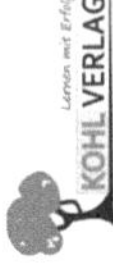

III. Idealgewicht und Kalorien

Kalorientabelle

Die angegebene Kalorienzahl gilt jeweils für 100 g des Lebensmittels. Es handelt sich hier um gerundete Anhaltswerte.

Fast Food (ganze Portion)	
Döner	750
Cheeseburger	345
Hotdog	500
Big Mac	500
Currywurst mit Pommes Frites	1000
1/2 Hähnchen	480
Salamipizza	900

Brot und Brötchen	
Toastbrot	70
Vollkornbrötchen	140
Brötchen	110
Croissant	350
Knäckebrot	400
Roggenbrot	240
Weizenvollkornbrot	230

Milch und Milchprodukte	
Milch	70
Buttermilch	40
Butter	780
Sahnequark	160
Gouda	350
Joghurt mit Früchten	100
Schlagsahne	290
Camembert	300

Süßes, Chips und Co	
Schokopudding	120
Schokolade	480
Gummibärchen	320
Chips	500
Erdnussflips	600
Salzstangen	350
Popcorn	380
Erdnüsse	600
Nuss-Nougat-Creme	530

Fette und Öle	
Magarine	720
Mayonnaise (80%)	730
Olivenöl	885

Obst	
Apfel	55
Banane	95
Mandarine	50
Erdbeeren	35
Obstsalat	95

Gemüse	
Pilze	15
Erbsen	80
Gurke	15
Möhre	25
Blattspinat	20
Grünkohl	40
Kartoffeln, gekocht	70

Getränke	
Cola, Limo	45

Teigwaren und Soßen	
Nudeln	160
Spaghetti in Tomatensoße	170
Lasagne	230
Bolognese Soße	115

Fleisch	
Rinderfilet	115
Hähnchenbrust	75
Kalbfleisch	100
Schweineschnitzel	130
Bratwurst	370
Putenbrust	110
Salami	500
Leberwurst	270

Fisch	
Fischstäbchen	200
Thunfisch	300
Lachs	130
Krabben	90
Hering	220

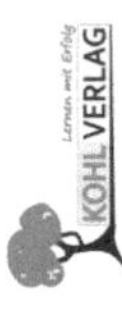

IV. Vollwertige Ernährung nach der DGE

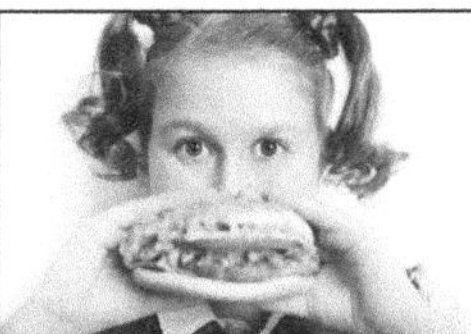

Die 10 Regeln der Deutschen Gesellschaft für Ernährung

Obst oder Gemüse sollten Bestandteil jeder Mahlzeit sein. Fleisch, Wurst und Eier sollten nicht täglich gegessen werden, Fisch ein- bis zweimal pro Woche. Mit Fetten und Süßigkeiten sollte man sparsam umgehen. Die besten Getränke sind (Mineral)wasser, verdünnte Säfte und ungesüßter Tee. Milch zählt nicht als Getränk, sondern als Nahrungsmittel. Kaffee, schwarzer Tee und Alkohol gelten als ungeeignete Durstlöscher. Frisches Obst und Gemüse, Nüsse, Keimlinge, kalt gepresste native Öle und Milchprodukte sollten etwa die Hälfte unserer Nahrung ausmachen.

Die Deutsche Gesellschaft für Ernährung hat nach wissenschaftlichen Forschungen zehn Regeln aufgestellt, die helfen sollen, lecker und gesund zu essen und sich fit zu fühlen.

1. Täglich Milch und Milchprodukte, ein- bis zweimal die Woche Fisch, Fleisch, Wurstwaren sowie Eier in Maßen
2. Schmackhaft und schonend zubereiten
3. Zucker und Salz in Maßen
4. Abwechslungsreich essen, täglich aus allen 7 Reihen der Pyramide in angepasster Menge
5. Achte auf dein Gewicht und bewege dich genügend
6. Gemüse und Obst – am besten 5mal täglich
7. Nimm dir Zeit und genieße das Essen
8. Reichlich Getreideprodukte – und Kartoffeln
9. Wenig Fett und fettreiche Lebensmittel
10. Reichlich Flüssigkeit

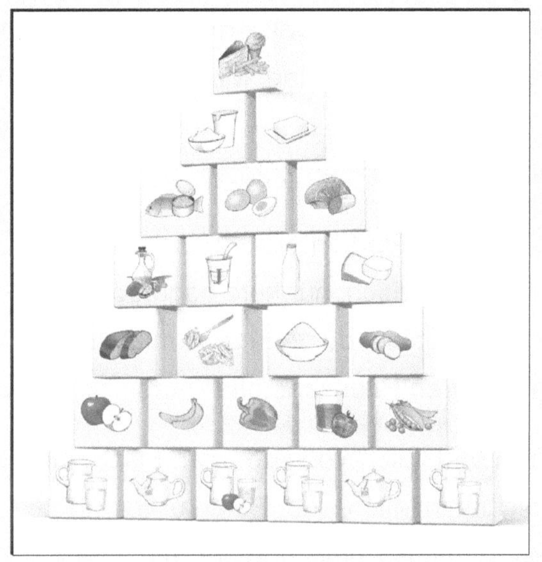

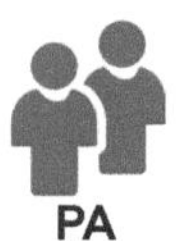

PA

Aufgabe 1: *Die Regeln oben sind ja sehr knapp formuliert. Notiert sie mit euren Worten.*

1.	
2.	
3.	
4.	
5.	
6.	
7.	
8.	
9.	
10.	

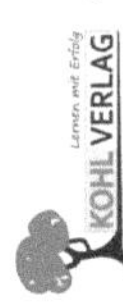

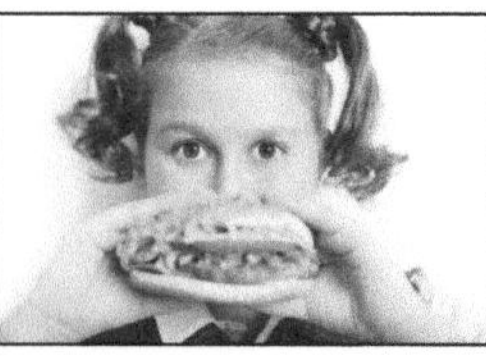

IV. Vollwertige Ernährung nach der DGE

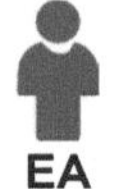

EA

Aufgabe 2: *Setze die passenden Begriffe in den Lückentext ein:*

Gesundheit - Ballaststoffe - Süßwaren - Gemüse und Obst - Fett - ausgewogene - kalorienarmer - Wasser - Fertigprodukten - Früchtetee - Mineralstoffen - Kräutern - Sport - Nudeln - Nährstoffe - satt - Omega-3-Fettsäuren - pflanzlichen

Genieße die Vielfalt der Nahrungsmittel. Eine ____________________ Ernährung ist abwechslungsreich, enthält geeignete Zusammenstellungen und die richtige Menge nährstoffreicher und energiearmer (____________________) Lebensmittel.

Brot, ____________________, Reis, Getreideflocken, am besten aus Vollkorn, sowie Kartoffeln enthalten kaum Fett. Dafür aber reichlich Vitamine, Mineralstoffe, Spurenelemente sowie ____________________. Kombiniere diese Lebensmittel mit möglichst fettarmen Zutaten.

Ideal sind 5 Portionen ____________________ am Tag, vorzugsweise frisch, nur kurz gegart oder auch eine Portion als Saft. Damit bist du genügend mit Vitaminen, ____________________ sowie Ballaststoffen und sekundären Pflanzenstoffen versorgt.

Milch und Milchprodukte, Eier, Fisch und Fleisch enthalten wichtige Nährstoffe, zum Beispiel Calcium in Milch, Jod, Selen und ____________________ in Seefisch. Fleisch ist wegen des hohen Eisengehalts und der Vitamine B1, B6 und B 12 vorteilhaft. Schau auf fettarme Produkte, vor allem bei Fleisch und Milchprodukten.

Koche mit ____________________ Ölen und Fetten. Gare das Essen bei möglichst niedrigen Temperaturen, soweit es geht kurz, mit wenig ________________ und wenig ____________________ – das erhält den natürlichen Geschmack und schont die ____________________.

Achte auf unsichtbares Fett, das in Fleischerzeugnissen, Milchprodukten, Gebäck sowie in ____________________, Fast-Food und ________________ meist enthalten ist. Schmecke das Essen mit ________________ und Gewürzen ab und verwende wenig Salz.

Wasser ist lebenswichtig. Um die 1,5 Liter Flüssigkeit sollst du täglich trinken, am besten Wasser und andere kalorienarme Getränke, z. B. ____________________.

Genieße dein Essen, auch das Auge isst mit. Nimm dir Zeit für das Essen. Das regt an, abwechslungsreich zu essen und du merkst besser, wenn du ________________ bist.

Ausgewogene Ernährung, Bewegung und ________________ gehören zusammen. Mit dem richtigen Körpergewicht fühlst du dich wohl und förderst deine ________________.

ERNäHRUNGSTRENDS
Von Getreidebrei, Fleischgenuss, Burgern, Veganern & Co – Bestell-Nr. 11 695
KOHL VERLAG

V. Vollwerternährung

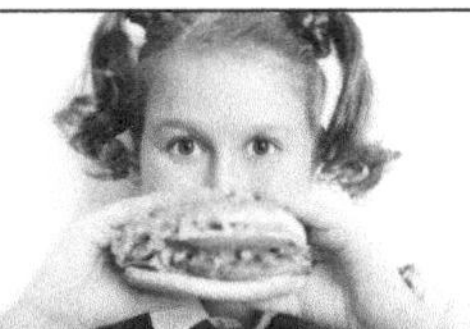

Vollwertkost

Noch vor einigen Jahren verstand man unter „Vollwertkost“ den Verzehr von Vollkornprodukten, Gemüse, Eiern, Käse, Milchprodukten, Hülsenfrüchten und den Ersatz von weißem Zucker durch Honig, Fruchtdicksäfte, Ahornsirup und Rohrzucker. Fleisch stand nicht auf dem Speiseplan. Also waren die Vollwertköstler auch Vegetarier.

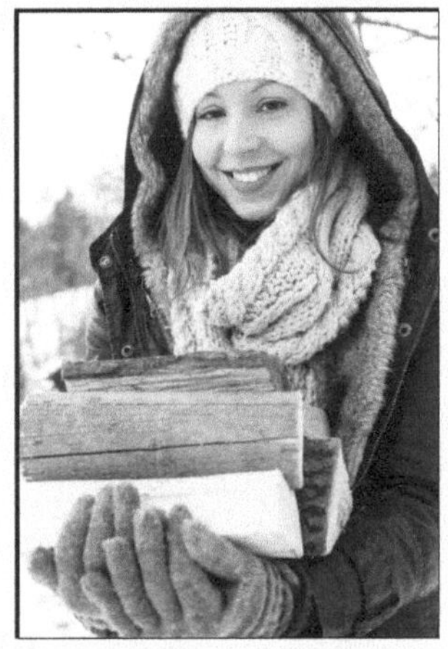

Ende des letzten Jahrhunderts (um 1980) war die Vollwertkost mehr als eine Ernährungsform, sie stand für Lebensart und -weise. Getreide (natürlich aus Bio-Anbau) und Frischkost (auch aus Bio-Anbau) waren das wichtigste, und zwar das an Obst und Gemüse, was die Region bot. Man trug Kleidung aus Naturmaterialeien (Wolle, Baumwolle, Leder), dazu vorzugsweise selbstgestrickte Socken und die bekannten Birkenstock-Schlappen bzw. Schuhe. Plastiktüten und chemische Kosmetikprodukte waren verpönt, zum Einkaufen benutzte man einen Korb oder Jutetaschen, die Haare wurden, wenn überhaupt, mit Henna oder sonstigen Naturfarben getönt. Die politische Richtung war grün, und gegen Atomkraft war man auch.

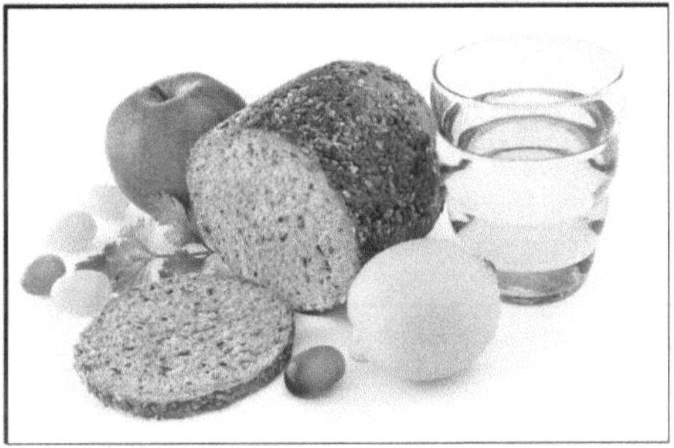

Der Begriff „Vollwertkost“ wurde 1942 von ***Werner Kollath*** *(1892-1970)* eingeführt. Er bevorzugte frische, unbehandelte Lebensmittel und Vollkornprodukte. Er und seine Mitstreiter waren der Ansicht, dass sich die Menschen im Industriezeitalter falsch und ungesund ernährten: zu viel Fleisch, zu viel Fett, zu viel Zucker, zu viel Weißmehl, zu viele Gewürze. „Lasst unsere Nahrung so natürlich wie möglich“, dieser Satz gilt noch heute.

Auch Pfarrer ***Sebastian Kneipp*** *(1821-1897)*, wenn auch kein Vegetarier, hatte klare Vorstellungen von gesunder Ernährung: Er schrieb unter anderem: „Für alle, welche gesund bleiben und kräftig und stark werden wollen, ist das Getreide bestimmt“ und „Lasst das Natürliche so natürlich wie möglich. Die Zubereitung der Speisen soll einfach und ungekünstelt sein. Je näher sie dem Zustande kommen, in welchem sie von der Natur geboten werden, desto gesünder sind sie.“

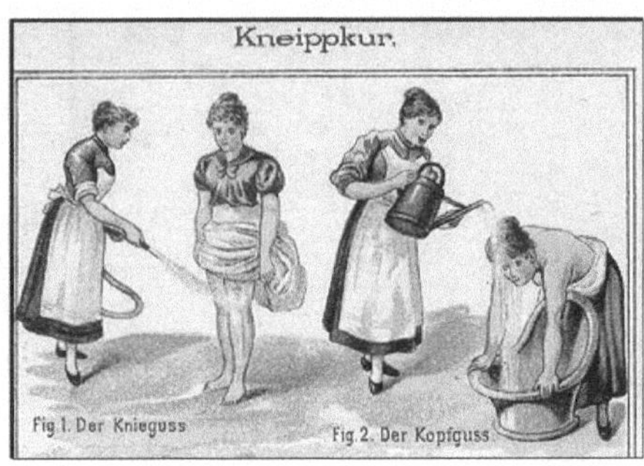

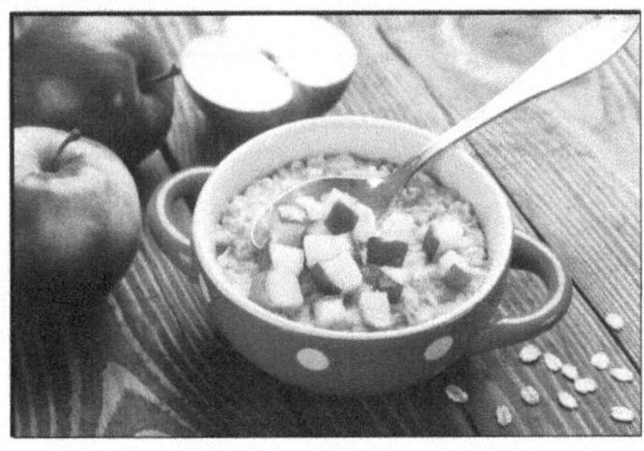

Noch ein Vorreiter der Vollwertkost war der Schweizer Arzt ***Maximilian Bircher-Benner*** *(1867-1939)*. Er kreierte das bekannte Bircher-Müsli und befand alle rohen Pflanzenteile als besonders gesund. Zu seiner Zeit waren die Vitamine noch nicht erforscht, das geschah erst zu Beginn des 20. Jahrhunderts.

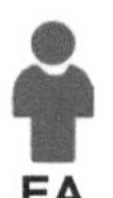

V. Vollwerternährung

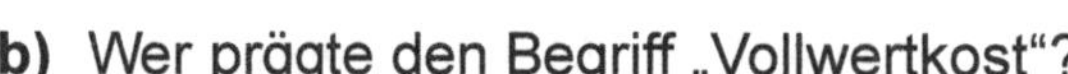

EA

Aufgabe 1: *Kreuze bei den folgenden Fragen die richtige Antwort an.*

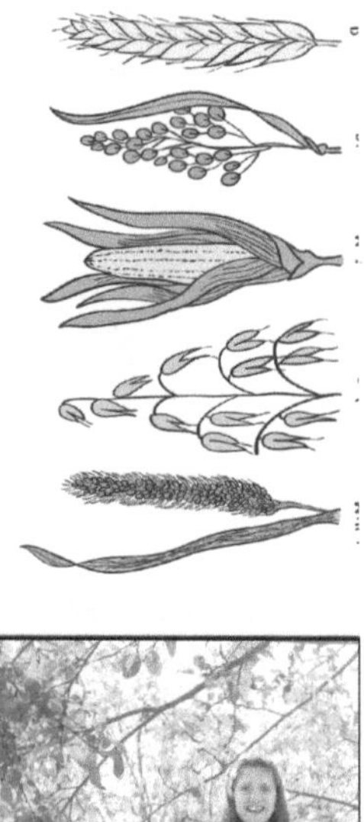

a) Was meidet ein Vollwertköstler auf jeden Fall?

1	Honig und Fruchtdicksaft	
2	Puderzucker und weißen Kandis	

b) Wer prägte den Begriff „Vollwertkost"?

1	Fürst Otto von Bismarck	
2	Werner Kollath	

c) Wer war kein Vegetarier?

1	Pfarrer Sebastian Kneipp	
2	Albert Einstein	

d) Wo wurde das berühmte Bircher-Benner-Müsli erfunden?

1	in England	
2	in der Schweiz	

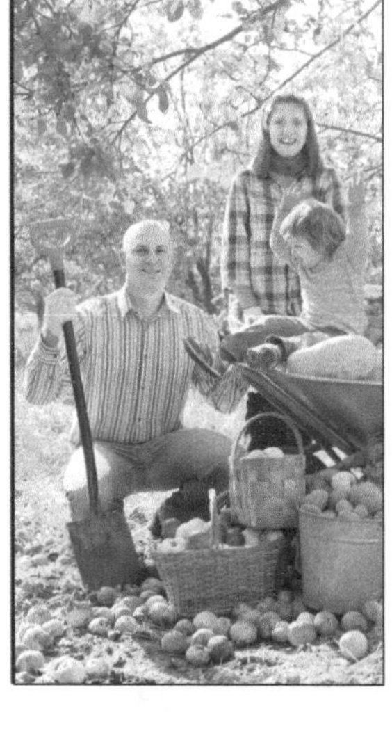

e) Die Vitamine wurden erforscht ...

1	... im Mittelalter.	
2	... Anfang des 20. Jahrhunderts.	

f) Pfarrer Kneipp ist heute noch bekannt für seine ...

1	... Wasser-Therapie.	
2	... Schokoladensucht.	

g) Alle Vollwertköstler bevorzugen ...

1	... Fleisch.	
2	... Getreide und Gemüse.	

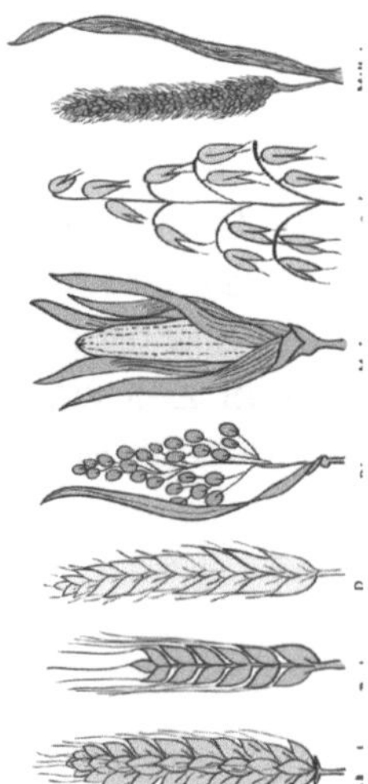

h) Womit ersetzen Vollwertköstler weißen Zucker?

1	Ahornsirup und Honig	
2	Himbeersirup und Süßstoff	

i) Vollwertköstler sagen, Nahrung, die nicht oder wenig verändert ist, ist ...

1	... gesünder.	
2	... macht krank.	

j) Überzeugte Vollwertköstler legen Wert auf Nahrungsmittel, die ...

1	... biologisch angebaut sind.	
2	... aus fernen Ländern kommen.	

ERNÄHRUNGSTRENDS
Von Getreidebrei, Fleischgenuss, Burgern, Veganern & Co – Bestell-Nr. 11 695
KOHL VERLAG

V. Vollwerternährung

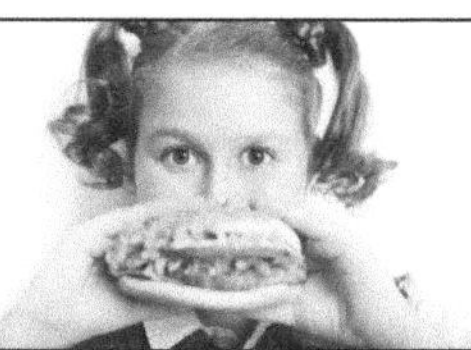

Vollwert-Ernährung kann man als Lebenseinstellung bezeichnen. Die Lebensmittel sollen nicht nur gesund sein für den Verbraucher, sondern auch umwelt- und sozialverträglich in der Herstellung. Produkte aus Bio-Landwirtschaft und regionaler Herkunft werden bevorzugt. Der Verzicht auf überflüssige Verpackungen, die Schonung der Ressourcen und soziale Gerechtigkeit durch weltweit fairen Handel sind ebenfalls wichtige Aspekte.

A Pflanzliche Lebensmittel

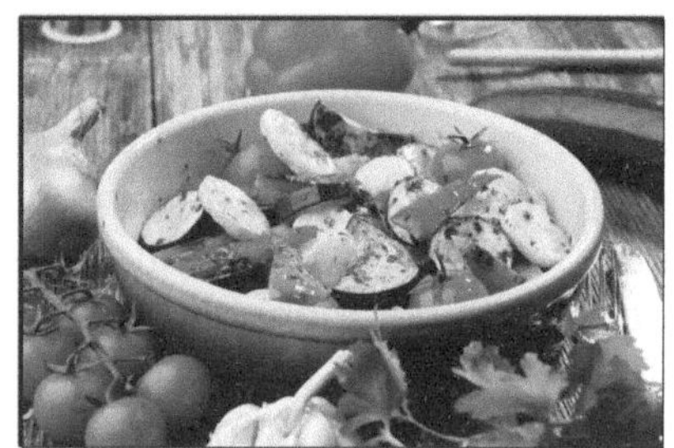

Pflanzliche Lebensmittel sind aus vielen Gründen unschlagbar: Sie sind gesund, schonen das Klima und ermöglichen weltweit ausreichende Nahrung. Wer reichlich Gemüse, Obst, Getreide, Hülsenfrüchte und Nüsse isst, kann zudem zahlreichen Krankheiten vorbeugen. Denn pflanzliche Lebensmittel liefern fast alle wichtigen Nährstoffe. Anders als Fleisch und Milchprodukte enthalten sie nur wenig Fett und Protein, dafür reichlich Kohlenhydrate. Auch die wichtigen, gesunden Ballaststoffe werden nur von Pflanzen gebildet. Für die Versorgung mit Calcium, Eisen, Jod, Vitamin B12 und B2 sind Milch und Milchprodukte, Eier, evtl. hin und wieder Fleisch oder Fisch eine gute Ergänzung.

B Wenig verarbeitete Lebensmittel

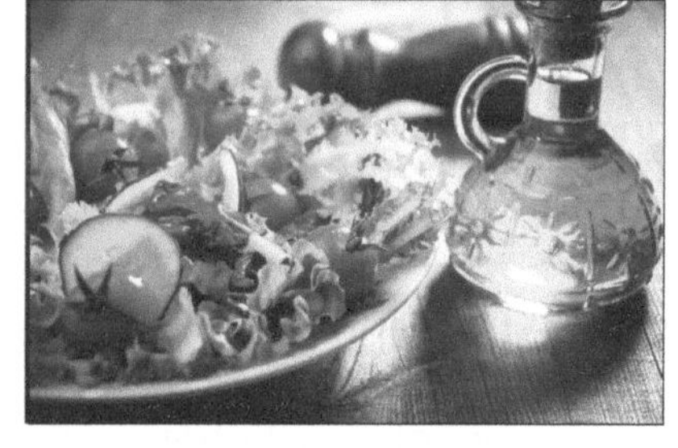

Ein frischer Apfel hat jede Menge Vitamine, Ballast- und Mineralstoffe. Schälen wir ihn, geht bereits ein Teil der wertvollen Pflanzenstoffe und Vitamine verloren. Kochen wir den Apfel zu Apfelmus, verliert er auch noch Ballaststoffe und Vitamin C. Beim Schälen, Wässern, Kochen und Braten verabschieden sich weitere wertvolle Inhaltsstoffe. Werden die Lebensmittel dann weiter zu Fertigprodukten verarbeitet, kommen hingegen unerwünschte Stoffe dazu.

Aber nicht alles lässt sich roh verzehren. Kartoffeln oder einige Pilze sind roh unverträglich, Bohnen enthalten giftige Stoffe und zum Beispiel Auberginen schmecken roh einfach nicht. Doch wo es möglich ist, sind wenig verarbeitete Lebensmittel zu bevorzugen. So sollten wir Obst und Gemüse zwar gründlich waschen, aber nicht länger im Wasser liegen lassen und Gemüse bissfest dünsten oder dämpfen, anstatt es in viel Wasser weich zu kochen. Auch langes Warmhalten bekommt vielen Nährstoffen und Vitaminen schlecht.

 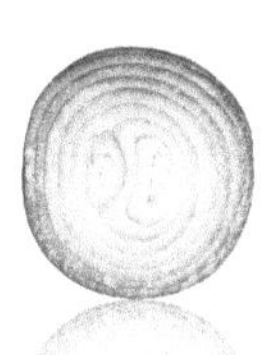 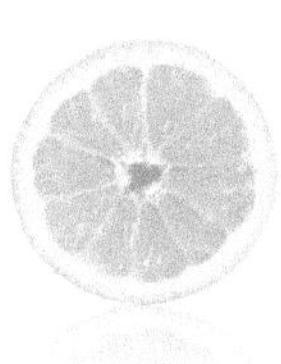 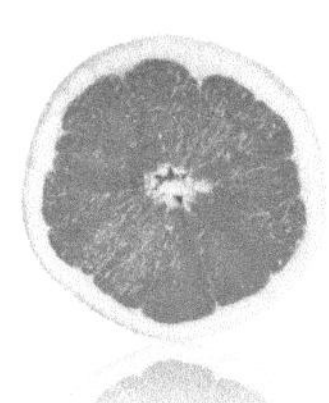 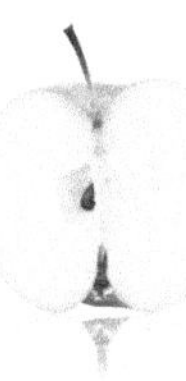 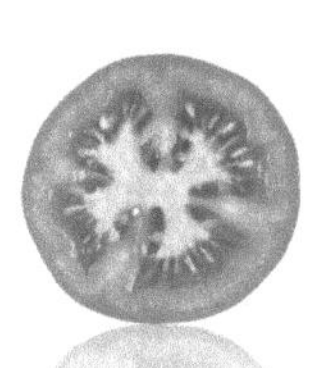 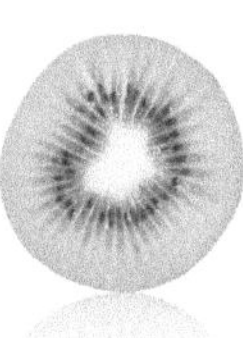 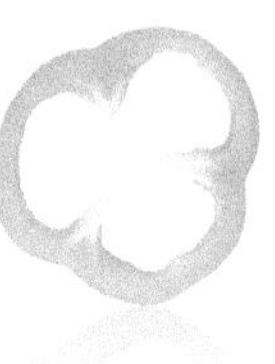

C Ökologisch erzeugt

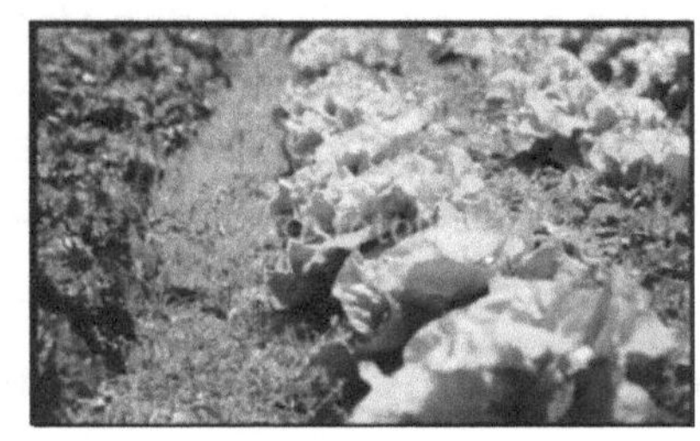

Auch zum Klimaschutz trägt eine überwiegend pflanzliche Nahrung bei. Denn im Gegensatz zu tierischen Lebensmitteln entstehen bei der Produktion viel weniger klimaschädliche Gase. Biobauern vermeiden auch weitgehend chemische Pflanzenschutzmittel und mineralischen Stickstoffdünger. Sie begrenzen den Viehbestand. Futtermittel werden meist auf dem eigenen Feld angebaut. Und eine artgerechte Haltung von Hühnern, Schweinen, Kühen und Rindern ist ihnen ganz wichtig. Fast ein Fünftel der weltweiten Treibhausgase gehen auf das Konto der Viehhaltung. Vor allem Wiederkäuer wie Rinder und Schafe setzen bei ihrer Verdauung Methan frei, das unserem Klima 25-mal mehr einheizt als Kohlendioxid. Käse, Rind- und Schaffleisch kann man somit als klimaschädliche Lebensmittel bezeichnen.

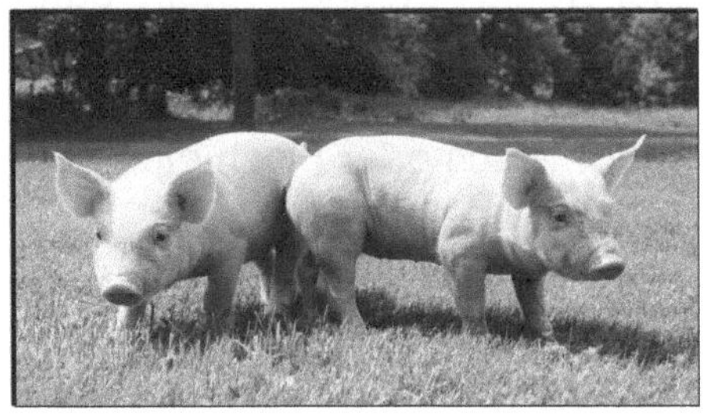

Die Massentierhaltung bringt weitere Probleme mit sich wie die Entsorgung der Gülle oder der große Flächenverbrauch für den Anbau von Futtermitteln. Immer noch werden für Soja als Tierfutter riesige Flächen vom Regenwald gerodet. Etwa 80 Prozent des Futtersojas sind inzwischen gentechnisch verändert. Bei der stetig wachsenden Weltbevölkerung ergibt sich die Frage, wie lange noch auf wertvollen Ackerflächen Futter für unseren Fleischkonsum angebaut werden soll. Wir sollten uns darauf einstellen, weniger Fleisch zu essen.

D Vollwertkost: Regional und saisonal

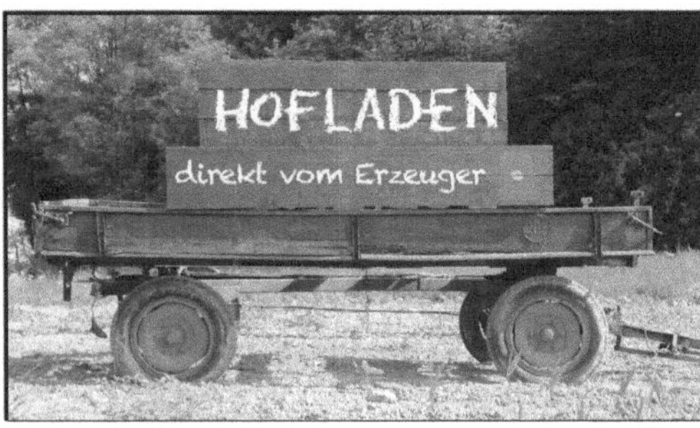

Das Angebot von Lebensmitteln ist riesig. Ob Saison oder nicht – Obst und Gemüse aus der ganzen Welt gibt es das ganze Jahr. Doch Transporte aus Neuseeland oder Südafrika haben ihren Preis: Schwefeldioxid aus Schiffsdiesel, Kohlendioxid und Feinstaub aus LKW-Abgasen und vor allem Treibhausgase von Flugzeugen schaden unserem Klima und unserer Umwelt. Lebensmittel aus der Region legen nur kurze Wege zurück und werden meist dann angeboten, wenn sie auch Saison haben. Dann schmecken sie auch am aromatischsten und haben alle gesunden Inhaltsstoffe. Müssen wir Weihnachten Spargel aus Peru oder frische Erdbeeren haben?

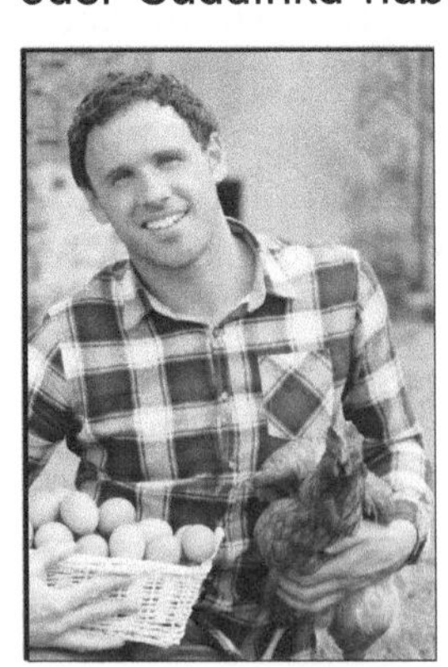

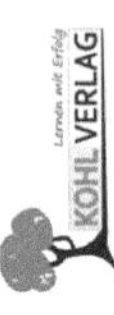

KOHL VERLAG
ERNäHRUNGSTRENDS
Von Getreidebrei, Fleischgenuss, Burgern, Veganern & Co – Bestell-Nr. 11 695

V. Vollwerternährung

E Umweltfreundlich verpackt

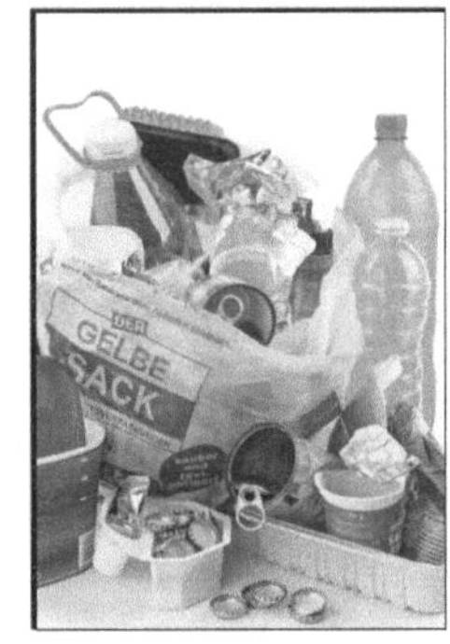

Hier ein Tetrapak, dort eine Kunststoffschale vom Gemüse oder Fleisch, noch ein paar Joghurtbecher und Plastiksaftflaschen – schon ist die gelbe Tonne oder der gelbe Sack fast wieder voll. Ein Teil der Verpackungen wird zwar mittlerweile recycelt, trotzdem verbraucht sowohl die Herstellung als auch die Entsorgung Energie und Rohstoffe. Was nicht wiederverwertet werden kann, landet in der Verbrennungsanlage oder auf der Deponie. Es belastet Luft und Boden. Das Müllproblem lässt sich nur lösen, wenn Abfall gezielt vermieden wird.

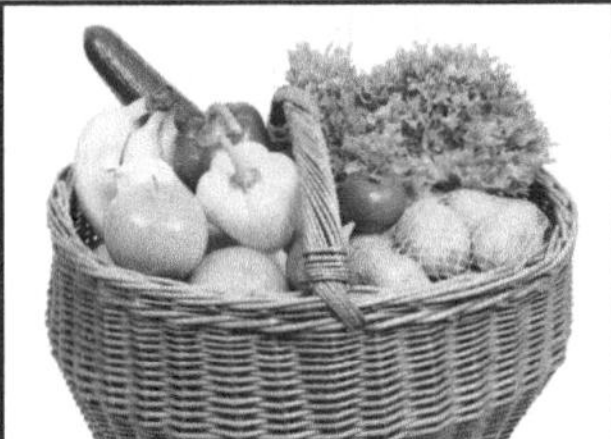

Unverpackte oder möglichst wenig verpackte Lebensmittel sowie Mehrwegflaschen für Milchprodukte und Getränke tragen dazu bei. Und das Argument, dass eingeschweißtes oder in Schalen verpacktes Gemüse hygienischer ist, ist nicht wirklich stichhaltig. Obst, Salat und Gemüse werden vor dem Verzehr gewaschen, manchmal geschält und gekocht. Das erledigt dann die „gefährlichen“ Krankheitserreger.

F Fair gehandelt

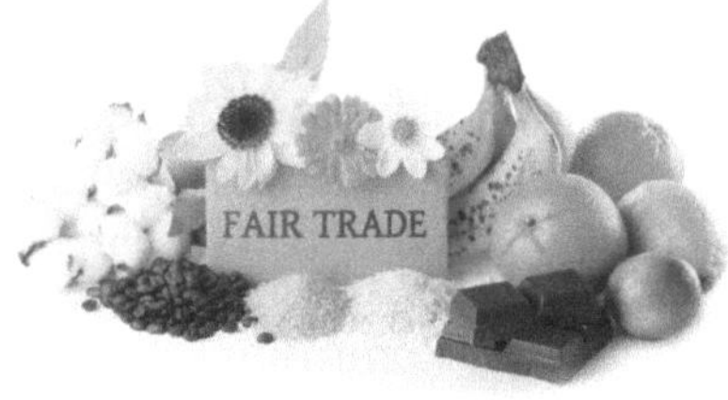

Mit landwirtschaftlichen Produkten wird seit Jahrhunderten weltweit Handel betrieben. Vieles, was bei uns nicht wächst, gedeiht dafür woanders und umgekehrt.

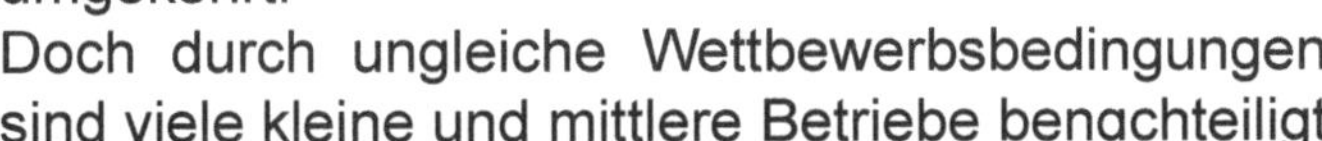

Doch durch ungleiche Wettbewerbsbedingungen sind viele kleine und mittlere Betriebe benachteiligt – vor allem in den Entwicklungsländern. Man schätzt, dass über ¾ der Agrarexporte aus Entwicklungsländern von multinationalen riesigen Firmen abgewickelt werden. Diese machen hohen Gewinn. Für die Arbeiter auf den Plantagen bleibt kaum genug zum Überleben. Durch den Kauf von fair gehandelten Produkten können wir einen kleinen Beitrag zu ihrem Wohlergehen leisten. Kaffee, Kakao, Bananen und viele weitere Produkte mit einem Siegel des fairen Handels garantieren den Erzeugern feste Abnahmepreise und unterstützen zusätzlich Gesundheits- und Sozialprogramme. Und ist es für die meisten von uns so bedeutend, ob wir für ein Kilo Bananen 1,29 EUR oder 1,79 EUR zahlen? „Geiz ist geil“ oder Ausbeutung armer Bauern?

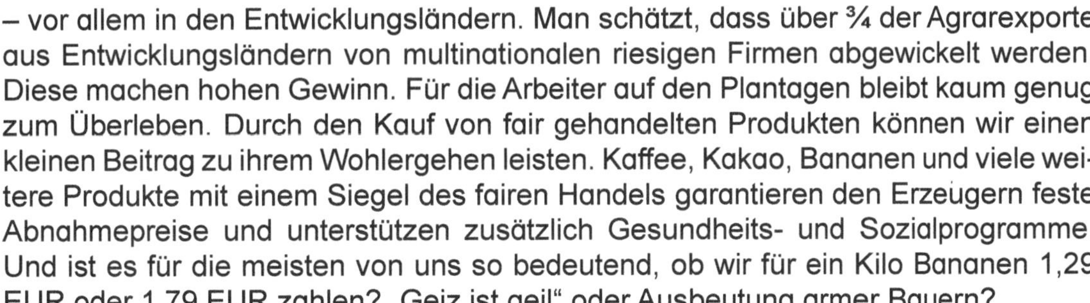

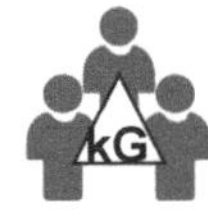

Aufgabe 2: *Bildet Gruppen zu je 4-5 Personen und bearbeitet folgende Punkte.*

a) Welche Anforderungen stellen Vollwertköstler an ihre Nahrungsmittel? Listet 6 Punkte auf und erklärt sie mit euren Worten!

b) Welche Meinung habt ihr zu den verschiedenen Punkten? Womit stimmt ihr überein, wo seid ihr anderer Ansicht?

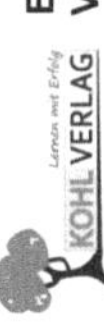

VI. Vegetarier und Veganer

Vegetarier

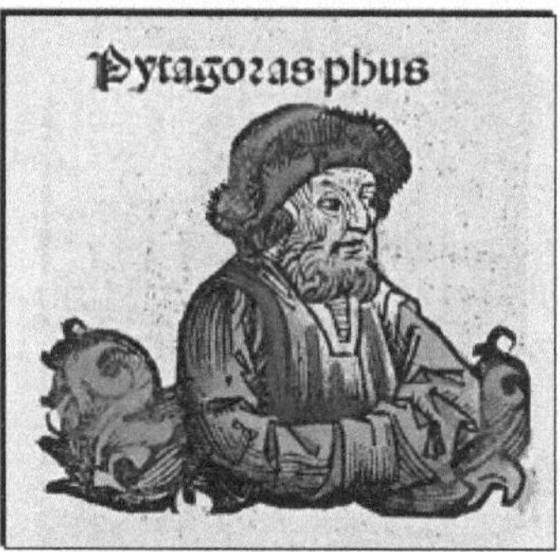

Das Wort vegetarisch leitet sich vom lateinischen „vegetare“ (= beleben) ab. Daher verzehren Vegetarier neben pflanzlichen Nahrungsmitteln nur solche Produkte, die von lebenden Tieren stammen, zum Beispiel Milch, Eier und Honig. Sie essen weder Fleisch noch Fisch, vermeiden aber auch alle daraus hergestellten Produkte, wie z.B. Gelatine oder Schmalz.

Der Vegetarismus hat eine lange Geschichte. Als der erste große Vegetarier gilt heute der griechische Gelehrte Pythagoras (etwa 570 bis 510 vor Christus): „Alles, was der Mensch den Tieren antut, kommt auf den Menschen zurück.“

Ihren Höhepunkt erreichte die Vegetarier-Bewegung in Deutschland nach dem ersten BSE-Fall im Jahr 2000: Danach ernährten sich laut Schätzungen rund 15 Prozent der Deutschen vegetarisch. Mittlerweile hat sich die Zahl wieder auf etwa sechs bis acht Prozent eingependelt. Viele davon als Reaktion auf die BSE-Krise, die Vogelgrippe, Schweinepest oder Gammelfleischskandale. Aber auch Kritik an der Massentierhaltung und moralisch-ethische Gründe spielen eine Rolle.

Grundsätzlich unterscheidet man vier Arten von Vegetariern:

- **Ovo-Lakto-Vegetarier**: Sie verzichten auf Fleisch und Fisch, essen aber Milchprodukte und Eier. Dies ist die größte Gruppe der Vegetarier.
- **Ovo-Vegetarier**: Sie kochen natürlich auch ohne Fleisch und Fisch, verzichten auf Milchprodukte, essen dafür aber Eier – eine Ernährungsform, die oft aus gesundheitlichen Gründen gewählt wird, zum Beispiel wegen einer Laktose-Unverträglichkeit oder Laktose-Allergie.
- **Lakto-Vegetarier**: Sie essen kein Fleisch und Fisch, verzichten auch auf Eier, aber dafür kommen Joghurt, Sahne und andere Milchprodukte auf den Tisch.
- **Veganer**: Da die Milch- und Eierproduktion untrennbar mit Tierhaltung verbunden ist, ist die konsequente Weiterführung des Vegetarismus der Veganismus.

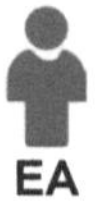
EA

Aufgabe 1: *Schreibe in die Tabelle, was die verschiedenen Menschen nicht essen.*

Bezeichnung	Das wird nicht gegessen
Ovo-Lakto-Vegetarisch	
Lakto-Vegetarisch	
Ovo-Vegetarisch	
Vegan	

VI. Vegetarier und Veganer

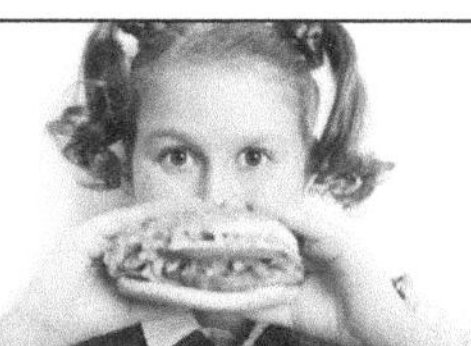

Veganer

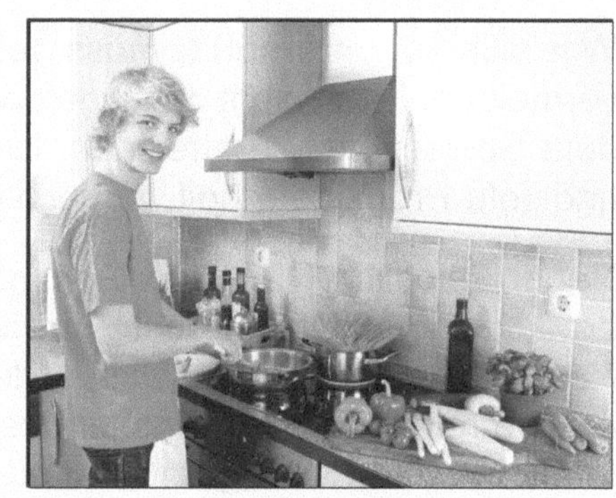

Veganer essen überhaupt keine Tierprodukte. Also: kein Fleisch, keinen Fisch, keine Eier, keinen Käse, weder Milch noch Jogurt, keinen Honig und auch keine Eier.

„Vegan sein" ist aber auch eine Lebensanschauung. Es wird überhaupt nichts von einem Tier genutzt: keine Lederjacke, keine Lederschuhe, kein Wollpullover, weder Wollmütze noch Wollschal, kein Seidenschal, keine Bienenwachskerze. Allerdings sind die strengen Veganer in der Minderheit. Wie weit es sinnvoll ist, beispielsweise Kleidung aus Wolle durch Chemiefasern zu ersetzen, mag dahingestellt sein.

Verschiedene Gründe stecken hinter einer fleischlosen Ernährung. Massentierhaltung, Tiertransporte, Käfighaltung, Stress bei Schlachtungen – Begriffe, die wir heutzutage mit teilweise erschreckenden Bildern verbinden. Jahr für Jahr werden weltweit über zwei Milliarden Stall- und Weidetiere sowie über 20 Milliarden Geflügeltiere getötet, um dem Menschen als Nahrung zu dienen. Immer mehr Menschen sind dagegen.

In den Entwicklungsländern werden große Flächen, unter anderem auch Regenwald, gerodet, einerseits als Weidefläche für die Tiere selbst, aber auch als Anbaufläche für Futtermittel. Auf der gleichen Fläche können entweder 50 Kilogramm Fleisch oder 6000 Kilo Karotten oder 4000 Kilo Äpfel erzeugt werden.

Allergiker, Personen mit Laktoseintoleranz oder Menschen, die sich besonders gesund ernähren wollen, streichen ebenfalls Milch, Eier, Fisch und Fleisch vom Speiseplan.

Mittlerweile belegen zahlreiche Studien, dass Vegetarier und insbesondere Veganer seltener an Übergewicht, Bluthochdruck oder erhöhten Blutfettwerten leiden. Neben der Nahrung liegt dies auch an der insgesamt gesunden Lebensweise: Sie trinken im Durchschnitt weniger Alkohol, rauchen seltener, bewegen sich regelmäßiger und greifen nur selten zu Drogen.

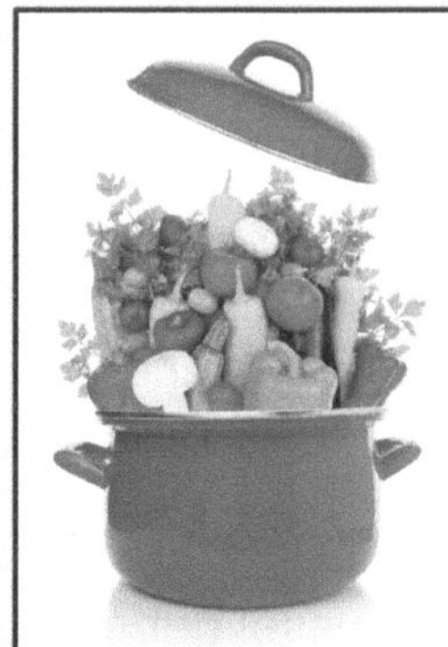

Doch Ernährungswissenschaftler warnen auch vor den Gefahren einer veganen Ernährung. Denn durch den völligen Verzicht auf tierische Lebensmittel kann sich ein Mangel an den Vitaminen B2, B12 und D entwickeln. Auch Eisen, Calcium, Jod und Zink sind kritische Nährstoffe. Wird die Nahrung nicht bewusst und sorgsam zusammengestellt, kann es zudem zu einer Unterversorgung mit Energie und lebensnotwendigen Proteinen kommen.

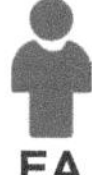

EA

Aufgabe 2: *Erkläre stichwortartig, welche Vorteile und welche Nachteile eine vegane Ernährung aus deiner Sicht hat.*

Vorteile	Nachteile

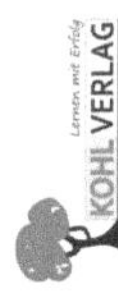

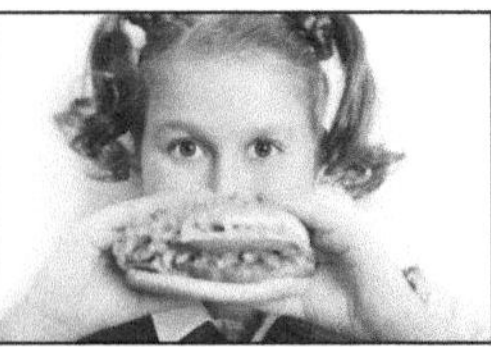

VI. Vegetarier und Veganer

Vegane Ernährung – nicht so einfach

Wer sich vegan ernährt, muss seine Nahrung sorgfältig zusammenstellen, um Defizite zu vermeiden. Es ist nicht damit getan, einfach Milch, Milchprodukte, Eier, Fleisch und Fisch aus dem Speisezettel zu streichen. Und obwohl man heute fast überall Sojamilch, Kokosmilch und Tofu-Produkte erhält, ist doch ein genauer Blick auf die Zutatenliste erforderlich.

Neben reichlich Obst und Gemüse, besonders dunkelgrünen Gemüsen, sollten Vollkornprodukte und Hülsenfrüchte sowie Sojaprodukte regelmäßig auf dem Speiseplan stehen. Nüsse, Samen und pflanzliche Öle dürfen ebenfalls nicht fehlen. Sinnvoll ist es zudem, ein calciumreiches Mineralwasser auszuwählen und eisenreiche Getreide- und Gemüsegerichte mit Vitamin-C-haltigem Obst oder Säften zu kombinieren.

Ich kochte neulich eine Kürbissuppe, einmal vegetarisch und einmal vegan. Kein Problem, dachte ich, Kürbis, Kartoffeln, Möhren, Zwiebeln, Knoblauch und Ingwer waren frisch und eindeutig vegan. Anstelle der Sahne, die die vegetarische Variante verfeinern sollte, schaffte ich für die vegane Suppe Sojacreme an. Doch ein Blick auf die Zutatenliste meiner Gemüsebrühe ließ mich stutzen: Kann Spuren von Milcheiweiß und Ei enthalten. Also – Gemüsebrühe – nicht vegan?

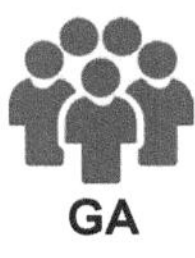
GA

Aufgabe 3:

a) *Wenn man als Veganer sein Essen nicht sorgfältig zusammenstellt, fehlen oft wichtige Nährstoffe. Welche sind das?*

b) *Ist es sinnvoll, diese fehlenden Nährstoffe „künstlich" zu ersetzen?*

c) *Wie schmeckt es? Testet vegane Burger!*

Ihr braucht für 6 Portionen:

200 g Tofu
4 – 6 Möhren
1 rote Paprikaschote
4 Esslöffel Mehl
etwas Salz und Pfeffer,
gehackte Kräuter nach Wahl
Öl zum Braten

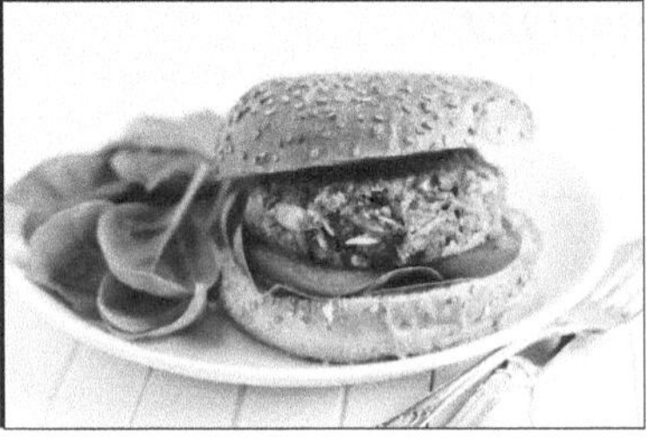

So geht es:
Die Möhren schälen und mit einer Küchenreibe fein reiben. Den Tofu grob würfeln und mit einer Gabel zerdrücken. Die Paprikaschote waschen, putzen und in kleine Würfel schneiden.

Alle Zutaten zusammen in eine Schüssel geben, mit Salz, Pfeffer und Kräutern abschmecken, Mehl dazu geben und gut vermischen, bis sich aus der Masse flache Frikadellen formen lassen.

In der Pfanne mit etwas Öl gut anbraten, bis sie schön gebräunt sind.

Die Frikadellen können als Burger auf (veganen!) Brötchen mit Gurken, Salat und Tomaten oder mit einem knackigen Salat angerichtet werden.

ERNäHRUNGSTRENDS
Von Getreidebrei, Fleischgenuss, Burgern, Veganern & Co – Bestell-Nr. 11 695

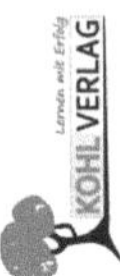

VI. Vegetarier und Veganer

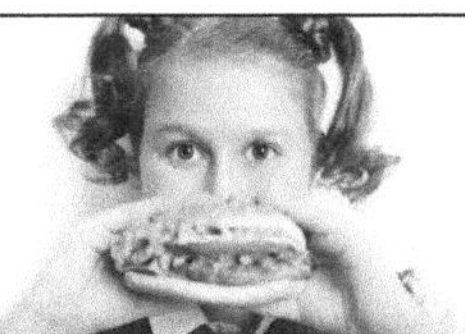

Tofu – Sojaquark

Bioläden und auch Discounter bieten inzwischen viele Tofuprodukte als Fleischersatz an. Es gibt zum Beispiel vegetarische Würstchen, Schnitzel, Gulasch, Bolognese-Soße oder Brotaufstriche. Die Geschichte des Tofus reicht vermutlich in Asien über 2000 Jahre zurück, bei uns ist er jedoch erst seit einigen Jahrzehnten bekannt.

Die Herstellung:

Bei der Herstellung werden eingeweichte Sojabohnen mit Wasser zu einem feinen Püree vermahlen. Dieses Püree wird dann gefiltert, wobei die Fasern von der flüssigen Sojamilch getrennt werden. Die Sojamilch wird durch die Zugabe von natürlichen Gerinnungsmitteln zum Stocken gebracht, so entstehen ausgeflocktes Sojaeiweiß und Sojamolke. Das Sojaeiweiß wird zu Blöcken gepresst, die vakuumverpackt und pasteurisiert werden.

Der Geschmack:

Natur-Tofu ist geschmacksneutral (man kann behaupten, er schmeckt nach Pappe), bietet aber zahlreiche Möglichkeiten. Oft wird Tofu durch eine Marinade mit kräftigen Zutaten wie Ingwer, Knoblauch, Curry, Sojasauce, Limettensaft, Kokosmilch oder braunem Zucker verbessert. Tofu kann gebraten, gebacken und gegrillt werden.

Die verschiedenen Sorten:

Als Beilage zu asiatischen Gerichten wird oft Seidentofu gegessen. Er ist besonderes weich, da die Tofumasse nach der Gerinnung nicht weiter gepresst wird. Eine andere Variante ist der Räuchertofu. Durch das heiße Räuchern verliert der Tofu mehr Wasser. So wird er fester und erhält einen herzhaften Geschmack.

Die Nährstoffe:

Tofu enthält viel Protein, viele Vitamine, Mineralstoffe und sekundäre Pflanzenstoffe. Unverarbeiteter Tofu ist zudem von Natur aus laktose-, gluten- und cholesterinfrei.

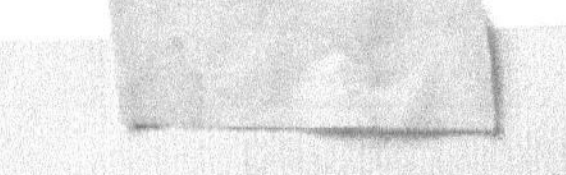

Ihr braucht für 2-3 Portionen:

200 g Tofu (evtl. Räuchertofu)
2 Gemüsepaprika rot und grün
1 Stange Lauch
1 DoseMais
300 g Tomaten
2 EL Tomatenmark
Sojasauce
Pfeffer
Kreuzkümmel
1 EL Öl
1 Knoblauchzehe
1 Zwiebel
Reis

Tofupfanne zum Kennenlernen

So geht es:
Tofu und Zwiebel in Würfel schneiden. Anschließend den Tofu mit der Sojasauce etwa 15 Min. marinieren. Zwiebel andünsten, den Tofu dazu geben mit anbraten.

Paprika in Würfel schneiden zusammen mit dem Mais zum Tofu geben. Lauch putzen und in Ringe schneiden, Tomaten waschen, klein schneiden und in die Pfanne geben. Knoblauch putzen, durch die Presse drücken.

Zusammen mit dem Tomatenmark, etwas Wasser und den Gewürzen zu einer „Soße“ verrühren und in die Pfanne geben. Dünsten, bis das Gemüse gar ist. Dazu passt Reis.

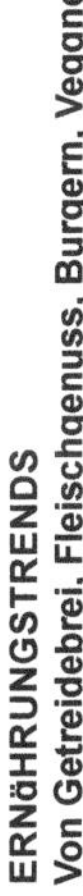

VII. Biosiegel – was bedeuten sie?

Wofür steht das Bio-Siegel?

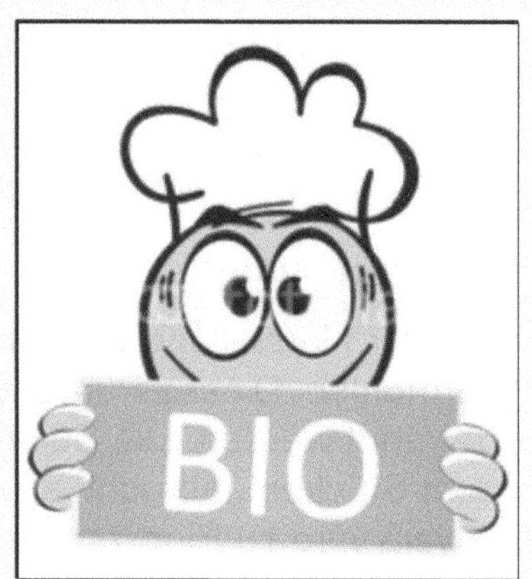

Zur leichteren Orientierung bei Bio- beziehungsweise Öko-Produkten gibt es für Lebensmittel aus ökologischer Landwirtschaft das staatliche Bio-Siegel. Wofür aber steht es genau?

Folgendes ist festgeschrieben:

- keine Bestrahlung von Öko-Lebensmitteln
- keine gentechnisch veränderten Organismen
- kein Pflanzenschutz mit chemisch-synthetischen Mitteln
- keine leicht löslichen, mineralischen Dünger
- abwechslungsreiche, weite Fruchtfolgen
- flächengebundene, artgerechte Tierhaltung sowie
- Fütterung mit ökologisch hergestellten Futtermitteln ohne Zusatz von Antibiotika und Leistungsförderern.

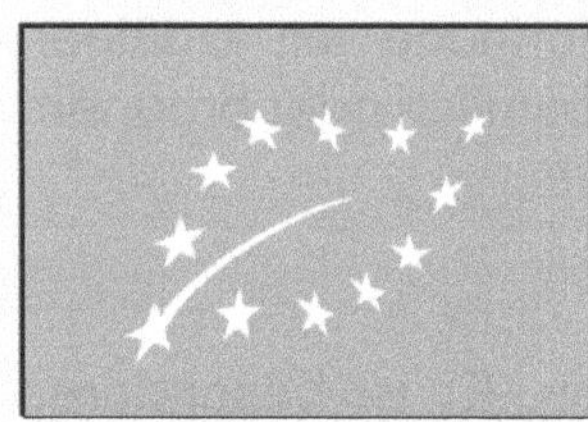

Im Handel findet man oft Produkte, auf denen mit verschiedenen Begriffen geworben wird, die Herkunft aus ökologischer Landwirtschaft suggerieren. Nicht immer steckt wirklich Öko- oder Bio-Qualität dahinter. Nur wo „Bio" oder „Öko" drauf steht, ist auch „Bio" oder „Öko" drin. Denn beide Begriffe sind durch die EU-Öko-Verordnung geschützt.

Achtet darauf, ob das staatliche Bio-Siegel auf der Packung steht. Dann könnt ihr zumindest sicher sein, dass das Produkt zu 95 Prozent biologisch ist. Viele angebliche Bioprodukte sind nämlich keine. Sie verwenden Begriffe wie „naturnah" oder „kontrolliert", erfüllen die Anforderungen des staatlichen Bio-Siegels aber nicht. Beispielsweise bedeutet „aus umweltschonendem Anbau" keineswegs Bio- bzw. Öko-Anbau.

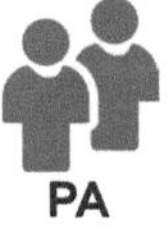
PA

Aufgabe 1: *Hier seht ihr einige Slogans, die Nahrungsmittel kennzeichnen sollen. Welche sind definitiv biologisch angebaut bzw. hergestellt, welche nicht? Markiere die „echten" Bioprodukte grün.*

a) aus kontrolliertem Anbau	**g)** aus alternativer Haltung
b) biologisch / ökologisch	**h)** kontrolliert ökologisch / biologisch
c) unter unabhängiger Kontrolle	**i)** biologisch-dynamisch
d) biologischer / ökologischer Landbau	**j)** ohne Spritzmittel
e) aus umweltschonendem Anbau	**k)** von staatlich anerkannten Bauernhöfen
f) biologisch-organisch	**l)** aus integrierter Landwirtschaft

GA

Aufgabe 2: *Natürlich sind Bio-Lebensmittel auch beim Discounter immer noch teurer als konventionelle Ware. Findet dafür Erklärungen.*

____

____

____

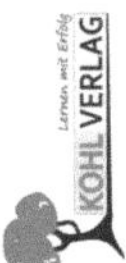

VII. Biosiegel – was bedeuten sie?

Bio-Lebensmittel sind in Deutschland beliebt wie nie. Dabei bleibt die ursprüngliche Ideologie von einer Produktion im Einklang mit der Natur manchmal auf der Strecke. Zwar sind auch günstige Bio-Lebensmittel für die Umwelt sinnvoller als konventionell erzeugte Ware. Wer jedoch auf höhere Qualität und Nachhaltigkeit setzt, ist oft mit den Produkten der Öko-Verbände besser beraten.

Wer in Deutschland Bio-Lebensmittel kaufen möchte, findet einen Wirrwarr von verschiedenen Siegeln. Welche Logos bedeuten was?

Deutsches staatliches Bio-Siegel

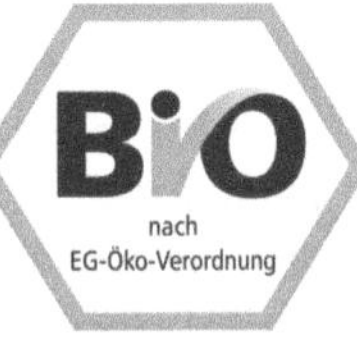

Im September 2001 wurde das deutsche staatliche Bio-Siegel eingeführt. Diese Produkte müssen ohne synthetische Pflanzenschutzmittel oder Dünger erzeugt werden, dürfen keine Geschmacksverstärker, künstliche Aromen und Farbstoffe sowie Emulgatoren enthalten und müssen weitgehend ohne den Einsatz von Gentechnik hergestellt werden.

Bio-Logo der EU

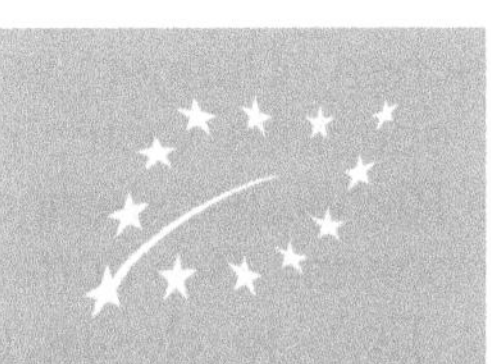

Seit Juli 2012 wurde es durch das EU-Bio-Logo ersetzt. Das alte Siegel findet man weiterhin auf vielen Verpackungen. Dieses Siegel gilt für die gesamte EU, es garantiert die Mindestanforderungen. So müssen die Inhaltsstoffe von Fertigwaren zu mindestens 95 Prozent aus ökologischem Anbau stammen und dürfenhöchstens 0,9 Prozent gentechnisch verändertes Material enthalten. Die EU-Kriterien beinhalten kaum Regelungen zum Tierschutz. So ähneln die Zustände in manchen Bio-Betrieben denen in industrieller Tierhaltung.

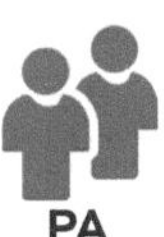

PA

Aufgabe 3: *Die meisten Supermärkte und Discounter bieten inzwischen auch Bio-Waren mit eigenem Logo an. Diese sind nicht immer zu 100 Prozent aus biologischer Herstellung, aber zu mindestens 95 Prozent – und entsprechen damit den Vorgaben für das staatliche Bio-Kennzeichen. Kennt ihr euch aus? Hier seht ihr Bio-Eigenmarken der größten deutschen Supermarktketten. Könnt ihr sie passend beschriften?*

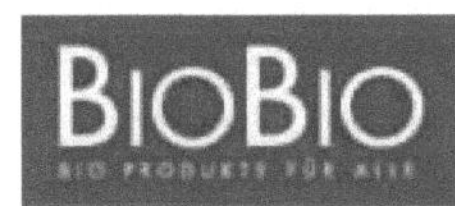

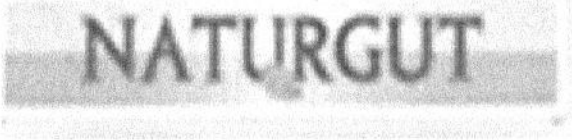

REWE Bio

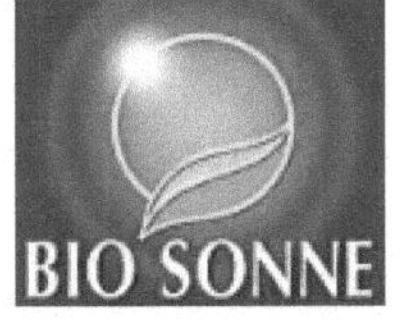

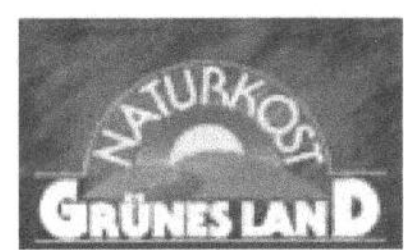

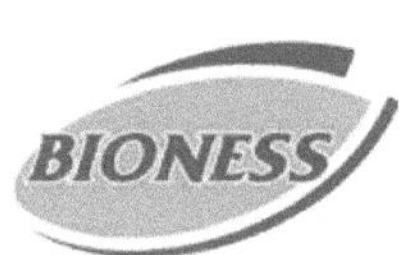

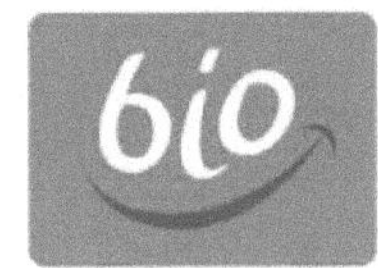

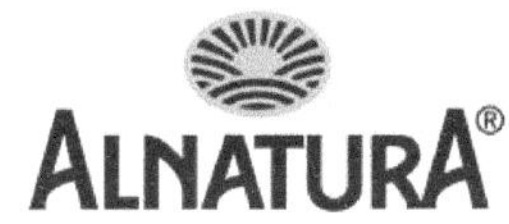

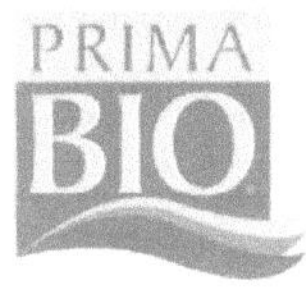

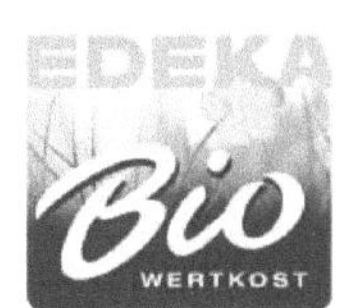

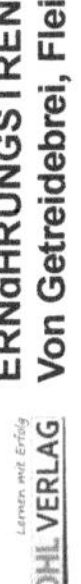

VII. Biosiegel – was bedeuten sie?

Dazu gibt es verschiedene private Bio-Verbände, die weitaus strengere Kriterien setzen als die EU. Hat ein Lebensmittel die EU-Richtlinien erfüllt, kann es neben dem EU-Logo auch das Siegel von Bioland oder Demeter usw. erhalten.

Bioland e.V.

wurde im Jahr 1971 gegründet und ist nun der größte private Bio-Anbauverband Deutschlands. Die Landwirtschaftsbetriebe dürfen keine synthetischen Pestizide und chemischen Dünger verwenden, Gentechnik ist ebenfalls tabu. In vielen Punkten sind die Richtlinien strenger als die des EU-Öko-Verbands. So dürfen weniger Tiere je Hektar gehalten werden und der Einsatz von Medikamenten ist ebenfalls strenger geregelt.

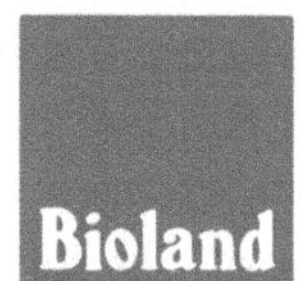

Demeter e. V.

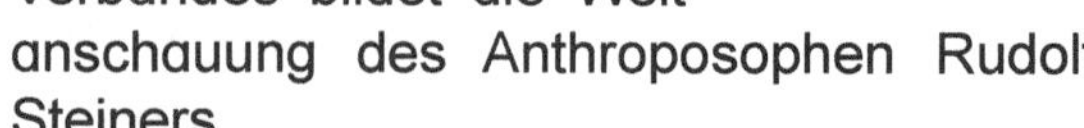

Grundlage des Demeter Verbandes bildet die Weltanschauung des Anthroposophen Rudolf Steiners.

Im Landwirtschaftsbetrieb sollen so möglichst viele verschiedene Tier- und Pflanzenarten leben. Der Respekt vor der Natur steht an erster Stelle, es wird kein Kunstdünger verwendet und Gentechnik ist völlig tabu. Zudem empfiehlt der Demeter-Verband, Mondphasen und Planetenstellungen bei Aussaat, Ernte und Tierzucht zu berücksichtigen.

Biokreis

Der Verband ging 1979 aus einer Verbraucherbewegung hervor, die sich mit gesunder Ernährung und ökologischem Landbau befasste. Heute liegt der Schwerpunkt bei Biokreis auf der Vernetzung von Landwirten, lebensmittelverarbeitenden Unternehmen und Verbrauchern.

Produkte, die das Biokreis-Logo tragen, werden nach Richtlinien geprüft, die deutlich strenger als die Anforderungen der EU-Öko-Verordnung sind.

Naturland

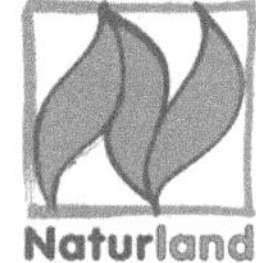

Naturland steht für einen strengen ökologischen Anbau und auch für den Fairtrade-Gedanken. Ökologischer Anbau, sozialer Umgang im Miteinander und faire Handelsbeziehungen sind dem Verband sehr wichtig. So ist in den Richtlinien nicht nur die ökologische Lebensmittelproduktion festgehalten, sondern z. B. auch Arbeitsverhältnis und Lohn der Angestellten. Damit soll der Bio-Anbau Bauern weltweit eine sichere Lebensgrundlage bieten. Wie auch Bioland und Demeter lehnt Naturland Gentechnik und synthetische Dünger ab.

Biopark

Das Siegel von Biopark steht nicht nur für streng ökologisch produzierte Lebensmittel, sondern auch für soziales Engagement. Der Verband rief schon mehrere Initiativen zu gentechnikfreien Regionen in Deutschland ins Leben. Eine gentechnikfreie Region bedeutet, dass alle Landwirte sowohl im Anbau als auch in der Viehzucht auf Gentechnik verzichten. Dieses gentechnikfreie Umfeld stellt z. B. sicher, dass es zu keiner Verunreinigung der Produkte kommt.

Neuform

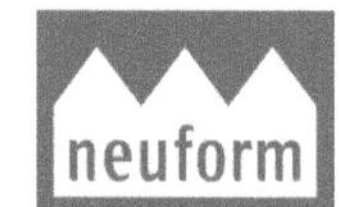

Neuform ist eine Genossenschaft der Reformhaus-Inhaber. Über die Garantie für eine biologische und gentechnikfreie Herstellung hinaus wird bei Produkten mit Neuform-Siegel auf Tierversuche verzichtet und eine umweltschonende Herstellung sowie ein Minimum an Verpackungsmaterial garantiert. Diese Produkte gibt es nur in Reformhäusern zu kaufen.

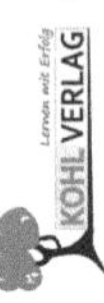

VIII. Die wichtigsten Ernährungsformen heute

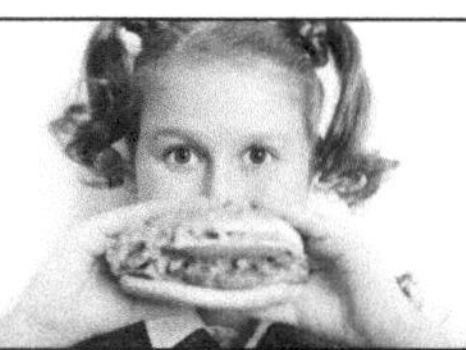

Ein Überblick

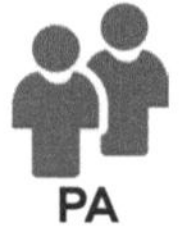
PA

Aufgabe 1: *Notiert zu den verschiedenen Ernährungsformen, was ihr darüber erfahren habt. Füllt die entsprechenden Felder aus.*

Vollwertige Ernährung	Vollwerternährung	Vegetarische Kost
Empfehlungen der (DGE), das ist die:	Begründer:	Begründer:
Regeln:	Ansicht:	Ansicht:
	Regeln:	Wichtigste Formen: 1. 2. 3.

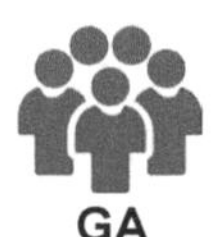
GA

Aufgabe 2: *Hier seht ihr zwei Bilder. Beschreibt, was ihr seht und erklärt, was ihr davon haltet. Ist es sinnvoll, auf alles zu verzichten?*

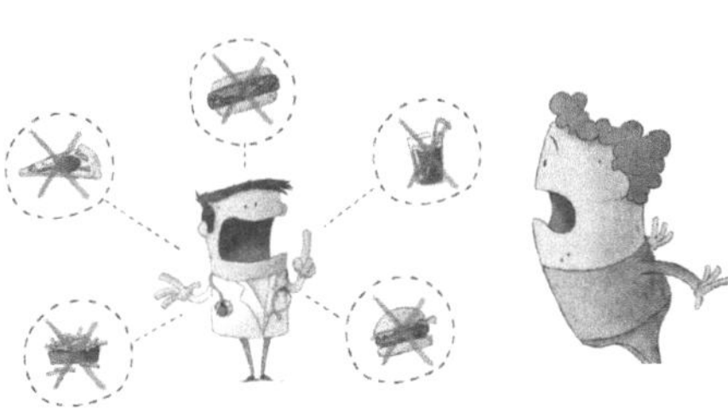

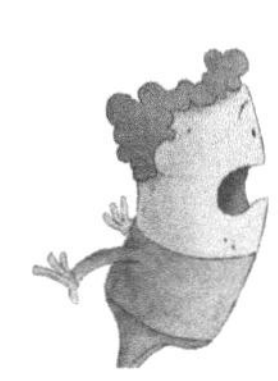

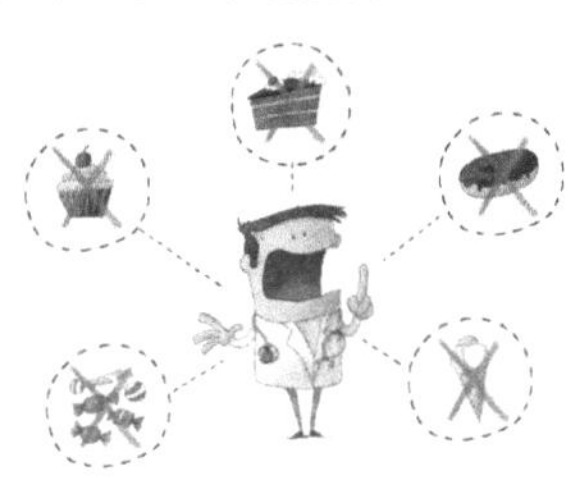

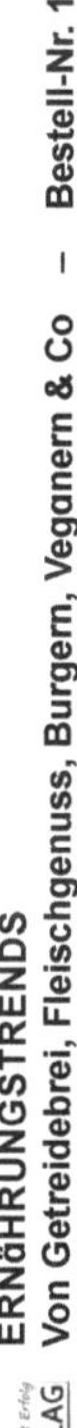

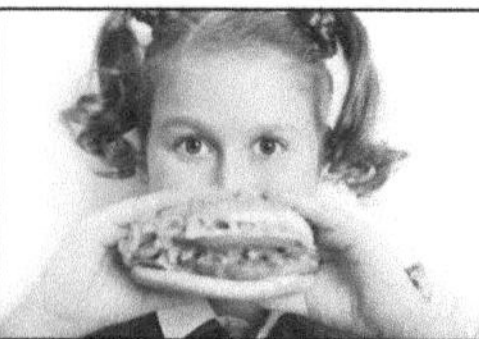

IX. Ernährung bei Allergien

Besondere Ernährungsformen bei Allergien

Bei einer Allergie reagiert der Körper auf Stoffe, die eigentlich nicht krank machen: Pollen, Hausstaubmilben oder auch eben Nahrungsmittel. Immer mehr Menschen sind heute von Allergien betroffen.

Glutenunverträglichkeit (Zöliakie)

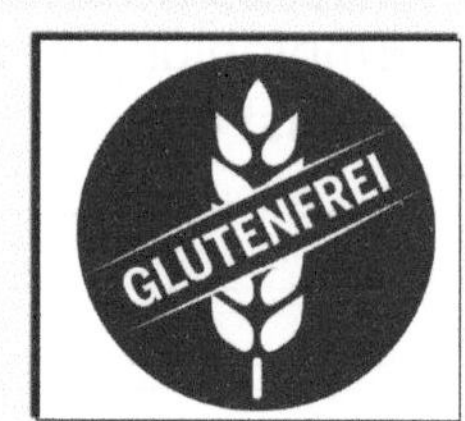

Bei einer Zöliakie besteht eine Unverträglichkeit gegenüber dem Klebereiweiß Gluten. Chronischer Durchfall und Bauchschmerzen können, aber müssen nicht auftreten. Die einzige Möglichkeit, eine Zöliakie zu behandeln, ist eine glutenfreie Diät, die man lebenslang einhalten muss. Gluten kommt unter anderem in Weizen, Gerste, Roggen und älteren Weizensorten wie Dinkel und Grünkern vor. Diese Getreidesorten sind Bestandteil zahlreicher Lebensmittel: zum Beispiel Brot, Graupen, Nudeln, Bier, gefüllte Schokolade, Kuchen und Müsli. Auch viele industriell hergestellte Produkte einschließlich mancher Wurstwaren können Gluten enthalten. Inzwischen muss auf Packungen angegeben werden, ob sich Gluten im Produkt befindet.

Glutenfrei sind zum Beispiel: Mais, Reis, Hirse, Buchweizen, Soja, Sesam, Kartoffeln, Obst, Gemüse, Butter, Nüsse.

Laktoseintoleranz (Milchzucker-Unverträglichkeit)

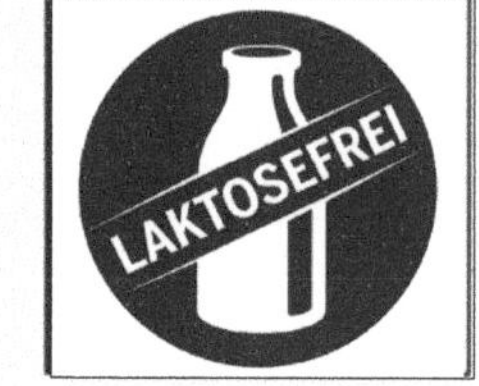

Bei Laktoseintoleranz führt der Verzehr laktosehaltiger Nahrungsmittel zu verschiedenen Verdauungsbeschwerden.

Milchzucker (Laktose) kommt natürlich nur in der Muttermilch und in Milch von Säugetieren vor. Laktose besteht aus zwei Zuckerarten: Glukose und Galaktose. Der Darm kann sie aber nur einzeln aufnehmen. Daher muss der verzehrte Milchzucker erst mal zerlegt werden. Das erledigt ein Enzym im Dünndarm, die sogenannte Laktase. Menschen mit Laktoseintoleranz hingegen können den Milchzucker nicht verdauen. Ihr Dünndarm produziert nur wenig oder gar keine Laktase. Das heißt: Nach Essen von Milchprodukten und anderen laktosehaltigen Nahrungsmitteln stellen sich Rumoren im Bauch, Bauchschmerzen und Blähungen ein.

Industriell hergestellten Produkten wird oft Milchzucker hinzugefügt, sodass er sich in vielen Fertiggerichten, auch in Wurst, Brot und Süßigkeiten findet. Doch mittlerweile gibt es eine gute Auswahl laktosefreier Produkte wie Milch, Käse, Quark, Pudding und Joghurt.

Doch Milch und Milchprodukte sind wichtige Kalziumquellen. Milch kann durch pflanzliche Erzeugnisse wie Hafermilch, Kokosmilch, Reismilch, Sojamilch und Tofu ersetzt werden. Mit Kalzium angereicherte Produkte helfen, einen Kalziummangel zu vermeiden.

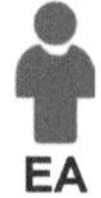
EA

Aufgabe 1:

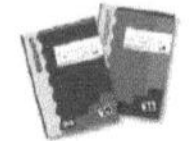

a) *Was ist Gluten? Worauf müssen Menschen mit einer Glutenunverträglichkeit achten?*

b) *Was fehlt Menschen mit einer Laktoseintoleranz? Was sollten sie meiden?*

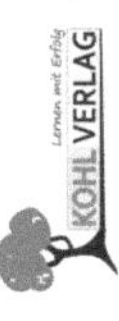

X. Diäten – hoch im Kurs

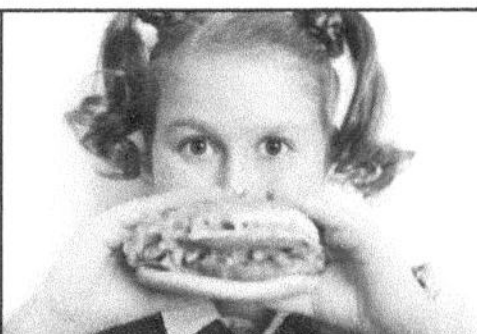

Verschiedene Diätformen

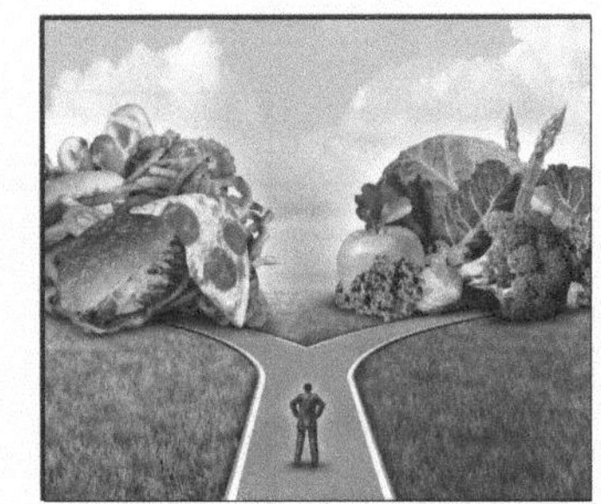

Welch wichtiges Thema das Abnehmen heute bei uns einnimmt, sieht man an den vielen angepriesenen Diäten. Brigitte-Diät, Hollywooddiät, Kohlsuppendiät, Null-Diät, das sind nur einige aus einer langen Liste.
Bei der Wahl einer Diät sind die Lebensumstände und die Essgewohnheiten wichtig. Als Ziel sollte man eine gesunde, ausgewogene Ernährung anstreben, damit man nicht nach wenigen Wochen wieder auf dem gleichen Gewichtslevel wie vorher landet. Jojo Effekt!
Hier ein ganz knapper Überblick:

1. Instant-Konzentrat-Pulver zur Herstellung eines trinkfertigen Mahlzeitenersatzes.
Dazu muss man viel kalorienfreie Getränke zu sich nehmen. Es ist einfach durchzuführen, aber einseitig und langweilig. Man lernt nichts in Hinblick auf gesunde Ernährung, und die Zähne kommen nichtmal zum Kauen!

2. FdH (Friss die Hälfte)
Von der gewohnten Nahrungsmenge wird nur die Hälfte gegessen. Auf Lieblingsgerichte muss man nicht verzichten, aber man lernt auch keine gesunde Ernährung. Hunger kann auftreten.

3. Brigitte-Diät
Hier gibt es ausgewogene, energie- und fettreduzierte Mischkost. Viele abwechslungsreiche Rezepte sind nach eigenem Geschmack zu kombinieren. Gute Planung und genauer Einkauf der Lebensmittel ist nötig. Geeignet für alle, die sich gerne an Rezepte halten.

4. Low Carb
Übersetzt bedeutet Low Carb wenig Kohlenhydrate. Durch Verzicht auf Brot, Pasta und Co. soll der Blutzucker konstant und der Fettabbau hoch gehalten werden. Wer allerdings sehr gerne Kartoffeln, Nudeln oder Brot isst, wird sich damit schwer tun. Es ist figurgünstig, einige Kohlenhydrate durch Eiweiß zu ersetzen, denn der Körper verbraucht bei der Energiegewinnung aus Eiweiß mehr Kalorien als bei der aus Kohlenhydraten.
So ist Low Carb durchaus empfehlenswert. Doch es fehlen Langzeiterfahrungen. Eine Kost mit viel Fleisch und wenig Ballaststoffen erhöht das Darmkrebsrisiko. So sollte man bei Low Carb reichlich Pflanzenkost und auch pflanzliche Eiweiße nutzen.

5. Trennkost – Schlank im Schlaf???
Zu einer Mahlzeit dürfen entweder nur eiweißreiche Lebensmittel (Fleisch, Fisch, Milchprodukte, …) oder nur kohlenhydratreiche Lebensmittel (Getreideprodukte, Kartoffeln, Reis, Nudeln,..) gegessen werden. Gemüse, Salate und Fette sind zu allen Mahlzeiten erlaubt.
Im Klartext: Nie wieder Spaghetti Bolognese oder Schnitzel mit Pommes!
Gemüse und Salat können immer als Beilage gewählt werden, da sie wie Fette zu der neutralen Gruppe gehören.

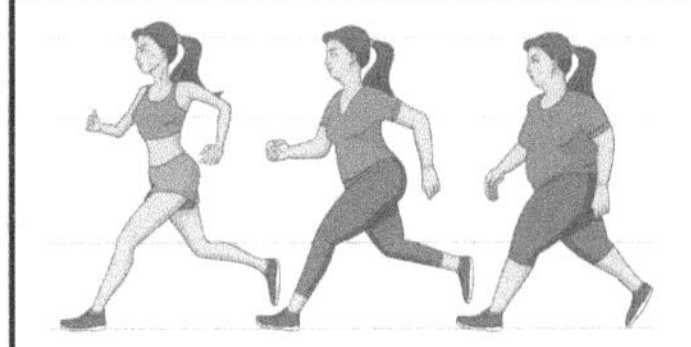

Und egal, zu welcher Diät man sich entschließt:
Regelmäßige Bewegung (Sport) gehört dazu!

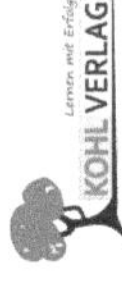

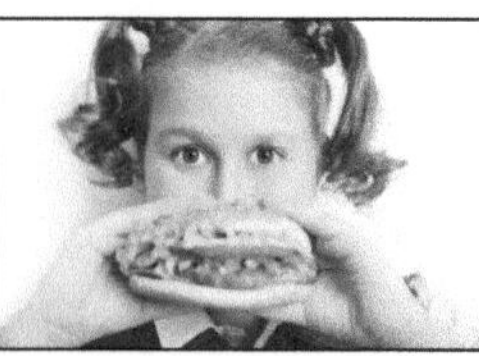

X. Diäten – hoch im Kurs

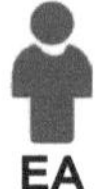

EA

Aufgabe 1: *Lies die Texte auf der vorigen Seite und fülle die Tabelle entsprechend aus.*

	Schlankheitsdrinks	Friss die Hälfte	Brigitte-Diät
Nahrung			
Vorteile			
Nachteile			

	Trennkost	Low Carb
Nahrung		
Vorteile		
Nachteile		

EA

Aufgabe 2: *Wie würdest du eine Diät auswählen? Welche Kriterien wären für dich wichtig? Erkläre deine Entscheidung.*

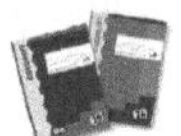

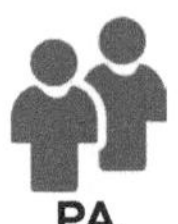

PA

Aufgabe 3: *Diskutiert über eure persönlichen Ernährungsformen und Essgewohnheiten. Zu welcher Diät würdet ihr dem anderen raten, wenn er eine durchführen wollte? Begründet eure Empfehlung.*

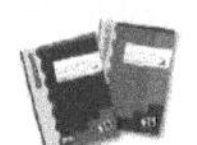

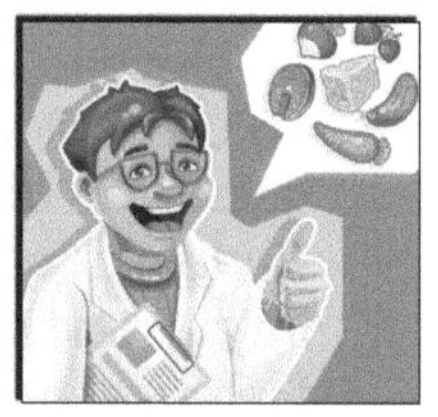

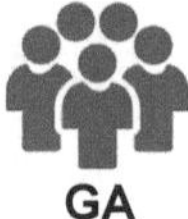

GA

Aufgabe 4: *Tatsächlich gibt es aber auch gesunde Menschen, die einfach zu dünn sind. Sie können essen, was sie wollen und nehmen nicht zu. Manchmal sind wir da schon ein wenig neidisch. Doch auch diese Personen haben ihre Probleme mit der Figur. Was sollten sie essen, damit sie nicht noch magerer werden? Findet Vorschläge*

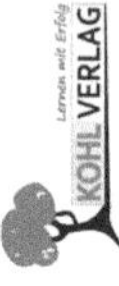

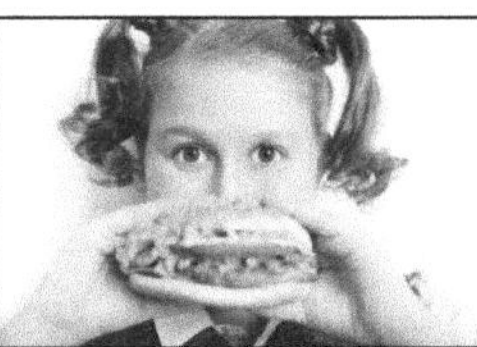

Die Geschichte der Entstehung

Im Jahre 1810 wurde die Konservendose erfunden. So konnte man immerhin schon Vorräte lange haltbar machen. Doch es gab noch ein großes Problem: Die Dose ließ sich nur sehr schwer öffnen. Der Erfinder wusste zwar, wie sich Lebensmittel in Dosen haltbar machen ließen – doch wie sollte man an den Inhalt gelangen? So wurde den ersten Lebensmitteldosen mit Hammer und Meißel zuleibe gerückt, um den Deckel zu öffnen. Erst als die Dosenwände dünner wurden, konnte ein praktischer Dosenöffner erfunden werden. Das schaffte ein Amerikaner etwa 50 Jahre später. Als Material für Konservendosen wird heute Weißblech verwendet.

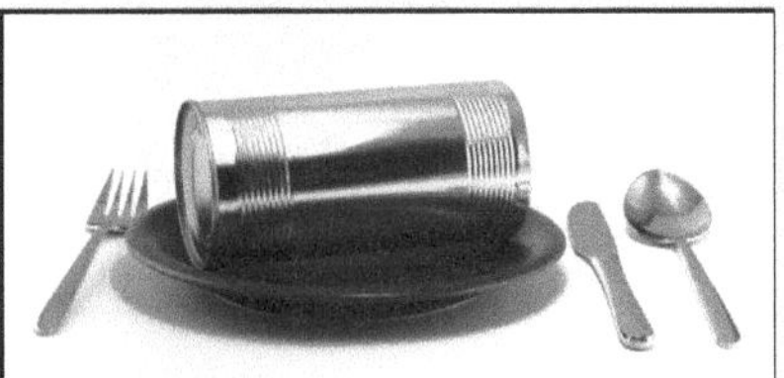

Ein Teilfertiggericht: der Fleischextrakt Justus von Liebigs

Justus von Liebigs Fleischextrakt wurde 1852 erfunden und kann als Teilfertiggericht bezeichnet werden. Auch dieser Extrakt war zuerst nur als Krankenkost geplant. Fleischextrakt ist ein hochkonzentrierter Auszug aus Rindfleisch. Ein Kilogramm der braunen Paste wird aus 30 Kilogramm Muskelfleisch ohne weitere Zutaten hergestellt. Fleischextrakt kann zur Herstellung von Brühe oder zum Abschmecken von Suppen und Saucen verwendet werden. Heute wird Fleischextrakt in der Industrie meist nicht aus reinem Fleisch, sondern aus Resten wie Fleisch- und Knochenabfällen gewonnen.

Ein Teilfertiggericht: die Erbswurst von Johann Heinrich Grüneberg

Auch die Erbswurst des Berliner Kochs Johann Heinrich Grüneberg kann schon als Teilfertiggericht zählen, obwohl sie mit Wurst nur die Form gemeinsam hatte. Grüneberg erfand sie im Jahre 1867 und sicherte so die Ernährung der Soldaten im Deutsch-Französischen Krieg von 1870. Er verkaufte seine Erfindung für 35000 Taler an den preußischen Staat und produzierte in seiner Konservenfabrik mit 1700 Arbeitern jeden Tag riesige Mengen. 1889 übernahmen die Brüder Knorr die Produktion der Fertigsuppe und bauten sie (wie wohl bekannt) weiter aus.

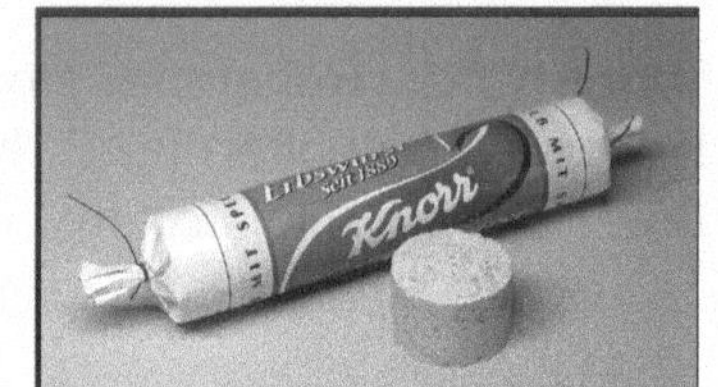

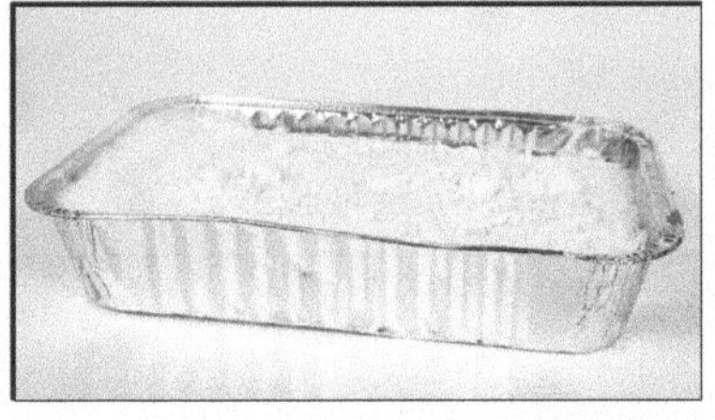

Ein Erfinder der Fertiggerichte: Gerry Thomas

Ein Erfinder der Fertiggerichte war Gerry Thomas. 1954 erschaffte er in den USA ein tiefgekühltes Menü mit Beilagen. Man musste es nur im Ofen erhitzen (Mikrowelle gab es damals noch nicht). Gerry Thomas verpackte es in Aluminiumschalen, die wir heute auch noch kennen.

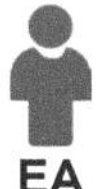
EA

Aufgabe 1: *Eine geniale Erfindung, auch wenn sie reiner Zufall war.1945 experimentierte Percy Spencer mit der Mikrowellenstrahlung. In seiner Jackentasche befand sich Schokolade, die sich plötzlich erhitzte und schmolz. Spencer gab weitere Lebensmittel in die Strahlung der Magnetfeldröhre Alles wurde ganz schnell heiß. So war die Idee des Mikrowellen-Herds geboren. Das erste Mikrowellen Gerät war allerdings ein Monstrum. Es war so groß wie ein Kühlschrank und wog satte 300 kg! Mitte der 60er Jahre erschien das Gerät dann auf dem amerikanischen Markt. Findet heraus, wie die Mikrowelle funktioniert.*

ERNäHRUNGSTRENDS Von Getreidebrei, Fleischgenuss, Burgern, Veganern & Co – Bestell-Nr. 11 695

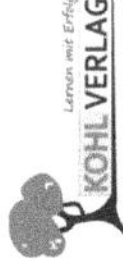

XI. Fertiggerichte

Fertiggerichte sind Mahlzeiten, die nur noch erhitzt werden müssen. Es gibt Hauptgerichte mit Beilagen, oder einfache Speisen wie Pizza, Suppen oder Eintöpfe. Eigentlich haben sie kein gutes Image, trotzdem stehen sie hoch im Kurs.

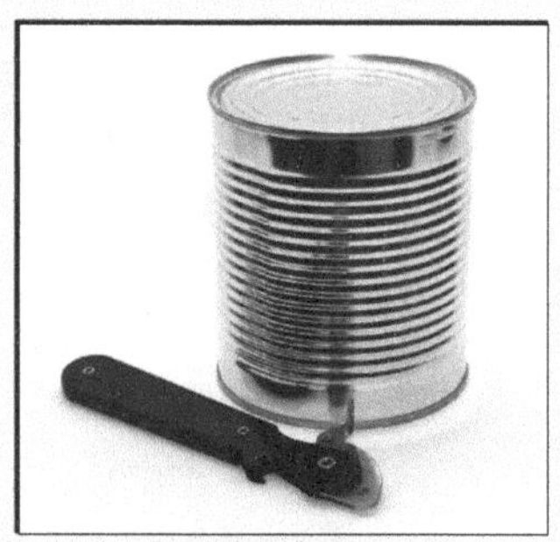

Früher war das Familienleben anders. Die Mutter war meist zuhause und hat den Haushalt versorgt und gekocht. Oft aß die ganze Familie schon mittags zusammen, wenn die Kinder aus der Schule kamen. Heute trifft sich die Familie meist nur am Abend. Und auch da ist alles anders als früher: Die Frau ist ebenfalls berufstätig und muss ein Essen in kurzer Zeit bereiten. Oder der Mann „kocht". Beide greifen gern zu Fertiggerichten. Es wird aus der Verpackung genommen, kommt in die Mikrowelle oder in den Backofen und steht wenig später schon essbereit auf dem Tisch. Kein Schnippeln, kein Kochen, kaum Abwasch und im Handumdrehen eine warme Mahlzeit!

Oft isst die Familie auch zu unterschiedlichen Zeiten. Jeder kommt zu einer anderen Zeit nach Hause und hat dann Hunger. Da ist die Fertigkost eine ideale Lösung.

Doch viele dieser Gerichte gefährden unsere Gesundheit, wenn wir sie zu häufig essen. So sollte man ein wenig über Fertiggerichte wissen. Grobe Faustregel: Je stärker verarbeitet das Lebensmittel ist, desto mehr Zusatz- und Aromastoffe sind in der Regel darin enthalten. Es gibt wenige Ausnahmen. Dann wird man doch misstrauisch, wenn auf einer Tütensuppe von erntefrischem Gemüse die Rede ist.

Zusatzstoffe: Aromen, Geschmacksverstärker, Säuerungsmittel, Stabilisatoren, Emulgatoren und vieles mehr sorgen für haltbare und (wohl)schmeckende Dosengerichte, Tütensuppen und vakuumverpackte Schnellgerichte. Meist enthalten sie aber sehr viel Fett, Zucker und Salz.

Vitalstoffe: Rohstoffe sind im Fertiggericht meist nicht als Frischware, sondern als Konserve enthalten (z. B. Kartoffelpulver statt frischer Kartoffeln). Solche Zutaten sind äußerst arm an Vitalstoffen.

EA

Aufgabe 2: *Was verstehst du unter Vitalstoffen? Erkläre.*

GA

Aufgabe 3: *Findet 6 Gründe, warum heute so viele Fertiggerichte verzehrt werden. Erklärt die Ursachen.*

XI. Fertiggerichte

Schnell auf den Tisch ...

Die Nahrungsmittelindustrie stellt Speisen fast jeder Art her: Pulver für Suppen, Gemüse, Obst, Fleisch und Suppen in der Konservendose sowie Tiefkühlkost, Komplettmahlzeiten oder gar Terrinen, die man nur mit kochendem Wasser auffüllen muss (Instant-Produkte). Das Angebot wird immer größer. Wir unterscheiden:

Tiefkühlkost

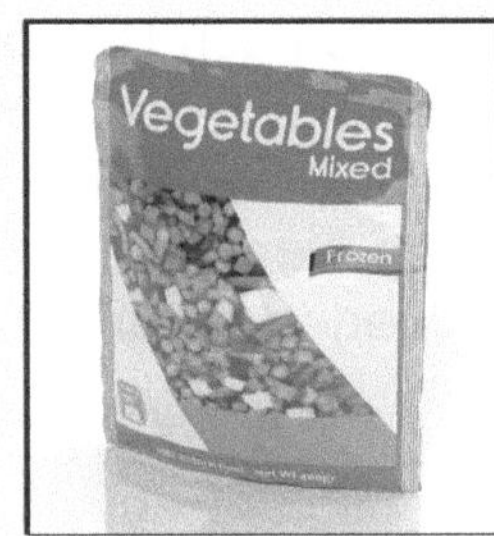

Es gibt eine große Auswahl an tiefgekühltem Gemüse und Obst. Da es direkt nach der Ernte schockgefroren wird, ist es oft besser und enthält mehr Vitamine als frisches Gemüse, was lange Transportwege zurücklegt und auch noch einige Tage im Laden herumliegt. Geschmack und Farbe bleiben gut erhalten, so sind meist nur wenige Zusatzstoffe enthalten. Konservierungsstoffe sind in Tiefkühlprodukten nicht nötig.

Konserven

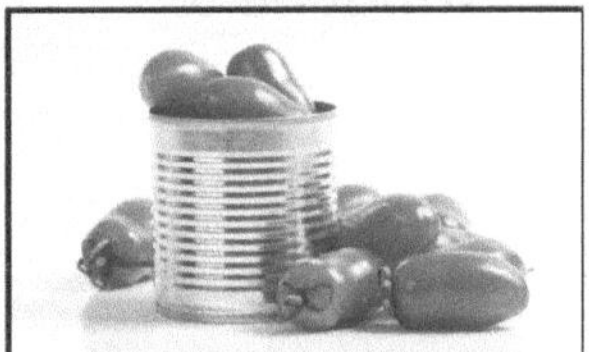

Sie sind so gut wie endlos haltbar, doch: die Vitamine bleiben bei der Konservierung fast immer auf der Strecke. Nur Hülsenfrüchte (außer Erbsen) und Tomaten aus der Dose sind zu empfehlen.

Instant-Produkte

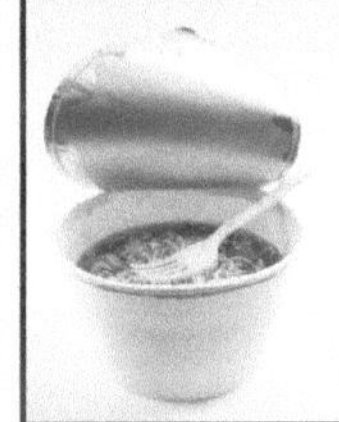

Gemüsecremesuppe oder Kartoffelpüree in Pulverform, Nudeln mit Hähnchen, das man lediglich mit heißem Wasser aufgießen muss, und das Ganze praktisch unbegrenzt haltbar – das geht leider nur mit vielen Zusatzstoffen.

Produkte aus dem Kühlregal

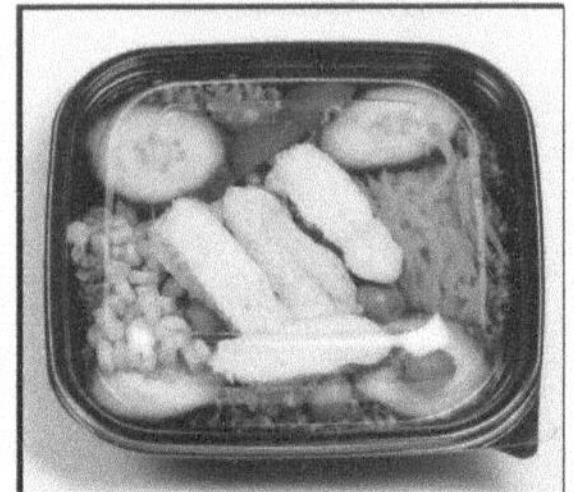

Auch im Kühlregal wird die Auswahl immer größer. Neben Pizzateig, Pasta und Saucen gibt es auch fertige Pfannkuchen, Kartoffelkloßteig, Suppen, Salate und sogar komplette Gerichte. Vorteil des so genannten Chilled Food: Die Produkte sind frisch und enthalten daher deutlich weniger Zusatz- und Konservierungsstoffe. Nachteil: sie sind nur begrenzt haltbar.

Ungekühlte Komplettmahlzeiten

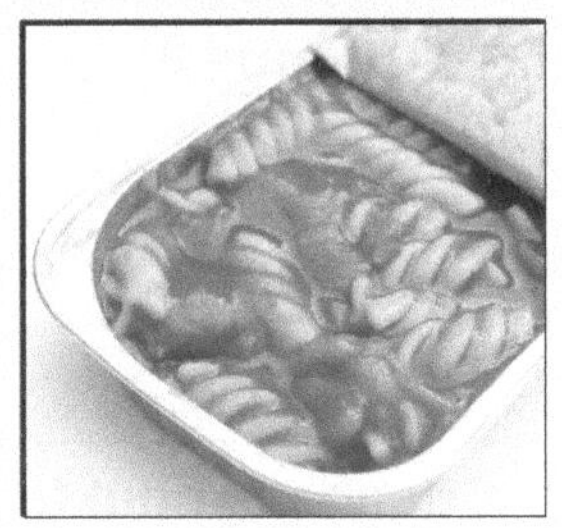

Wenn sich eine komplette Mahlzeit ohne Kühlung halten soll, kann man davon ausgehen, dass sie kaum noch Vitamine, dafür aber eine Reihe von Zusatzstoffen, etwa Konservierungsstoffe und Geschmacksverstärker enthält.

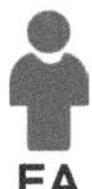
EA

Aufgabe 4: *Bilde aus den folgenden Silben 6 Zusatzstoffe, die sich häufig in unserer Nahrung finden.*

A – bi – ckungs – di – Farb – fe – fe – Ge – ker – li – men – mit – ren – ro – sa – schmacks – Sta – stär – stof – stof – Süß – tel – to – Ver – ver

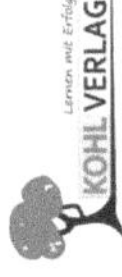

XI. Fertiggerichte

Convenience-Food

Bequemes Essen

Convenience-Food, so nennt man die ständig größer werdende Gruppe der Fertigprodukte. Convenience heißt übersetzt Annehmlichkeit, Bequemlichkeit. Und dieser Name besagt, dass uns die Industrie schon einen Teil der Koch-Arbeit abgenommen hat: Je nach Bearbeitung ersparen sie uns nur die Vorbereitung oder gleich die komplette Zubereitung und sogar das Abschmecken. Sowohl im häuslichen als auch im gastronomischen Bereich werden die Produkte eingesetzt. Man unterscheidet verschieden Verarbeitungsstufen.

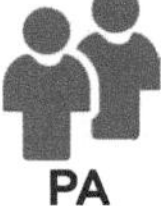

Aufgabe 5: *Findet zu allen Gruppen weitere Beispiele. Schreibt ins Heft/in den Ordner.*

- **küchenfertig** (z.B. unzubereitetes Tiefkühl-Gemüse, Fischfilet)
- **garfertig** (z.B. Nudeln oder Tütensuppen)
- **zubereitungsfertig** (z.B. Suppenkonserven, Tiefkühl-Fertiggerichte oder Kartoffelpüreepulver)
- **verzehrfertig** (z.B. Fischkonserven, Backwaren, Schokoriegel, Speiseeis oder Fruchtjoghurt)

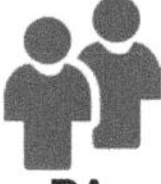

Aufgabe 6: *Die Gastronomie setzt Fertignahrung vor allem aus Kostengründen ein. Was spart sie? Findet mehrere Gründe.*

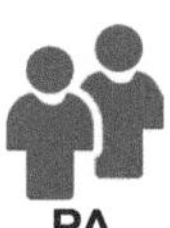

Aufgabe 7: *Welche verschiedenen Fertiggerichte/Produkte gibt es? Notiert alles in eurem Heft/Ordner, was euch einfällt.*

Aufgabe 8: *Trage deine Meinung ein! Notiere ein **+** für positiv, ein **–** für negativ und ein Fragezeichen für ich weiß nicht, bin nicht sicher. Welche Kost würdest du bevorzugen?*

	Haltbarkeit	Zusatzstoffe	Vitamine, Vitalstoffe	Fett- und Zuckerzusatz
Frische Produkte				
TK				
Konserven				
Instant				
Kühlregal				
Fertigmahlzeit ungekühlt				

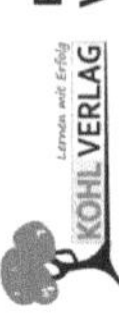

XI. Fertiggerichte

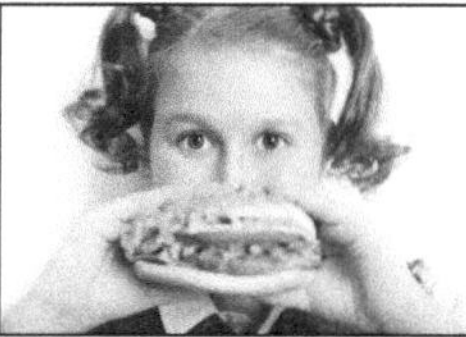

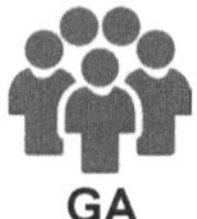

GA

Aufgabe 9: *Convenience-Produkte haben Vor- und Nachteile. Hier sind verschiedene Aussagen aufgelistet. Diskutiert, welche Punkte ihr positiv findet und welche eher negativ zu sehen sind.*

a) Convenience-Produkte sind einfach und problemlos in der Zubereitung.
b) Töpfe oder Pfannen sind oft nicht nötig.
c) Bei der Herstellung der Produkte wird viel Energie und Verpackungsmaterial benötigt.
d) Man kann nicht sehen, woher die einzelnen Zutaten stammen.
e) Sie stehen schnell auf dem Tisch und sind verzehrfertig.
f) Auch wenn es viele verschiedene Gerichte gibt, schmecken sie doch alle ähnlich.
g) Es gibt Gerichte in den unterschiedlichsten Geschmacksrichtungen.
h) Oft enthalten die Gerichte Zusatzstoffe wie Geschmacksverstärker, Farbstoffe und Aromen.
i) Die Zutaten sind gewaschen, geputzt und geschnitten.
j) Zusatzstoffe täuschen darüber hinweg, dass die Zutaten nicht immer frisch oder von minderer Qualität sind.
k) Es gibt wenige Abfälle, die bei frischen Produkten anfallen würden.
l) Oft wissen junge Menschen nicht mehr, wie die Lebensmittel tatsächlich schmecken.
m) Convenience-Produkte sparen Zeit.
n) Es entstehen größere Mengen Müll.
o) Man kann die Produkte einige Zeit lagern und sie daher auf Vorrat einkaufen.
p) Die Kochkultur, und mit ihr gute, alte Rezepte, gehen verloren.

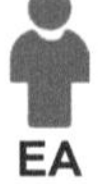

EA

Aufgabe 10: *Überall gibt es kostenlose Wochenblätter, die reichlich Werbung enthalten. Schau sie durch und schneide das Gericht (die Pizza o.ä.) aus, das dich am meisten anspricht. Forsche nach: (z. B. im Internet) Welche Stoffe enthält das Produkt? Welche Vor- und Nachteile hat es?*

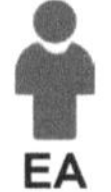

EA

Aufgabe 11: *Heute ist Werbung allgegenwärtig. Doch es gab sie auch schon vor gut 100 Jahren. Das Maggi-Plakat entstand um 1900, die Dame mit der Rama-Margarine ein wenig später.*

Nimm ein großes Blatt, Bleistift, Radiergummi und Farb- oder Filzstifte und gestalte ein nostalgisches (altmodisches) Werbeplakat zu einem Lebensmittel deiner Wahl!

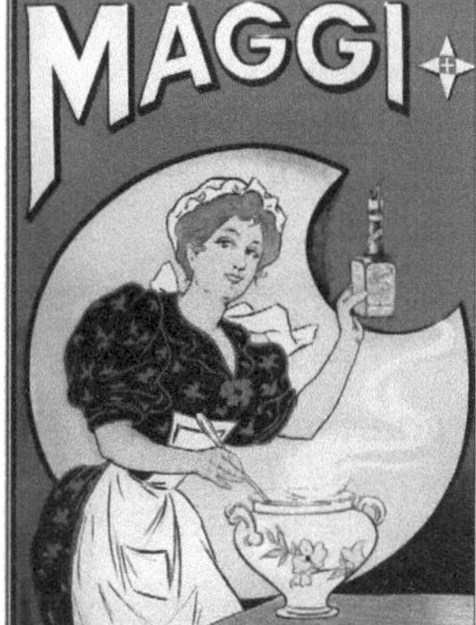

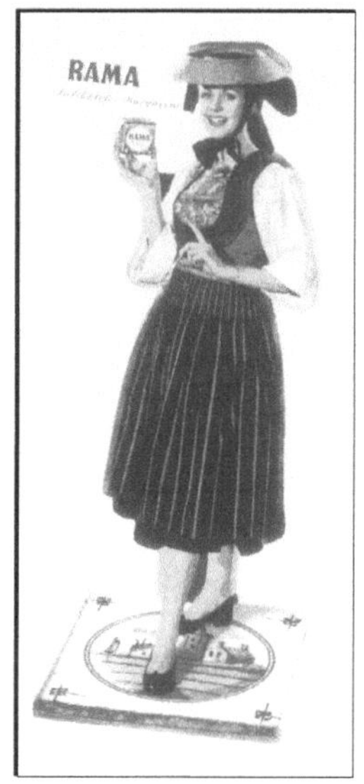

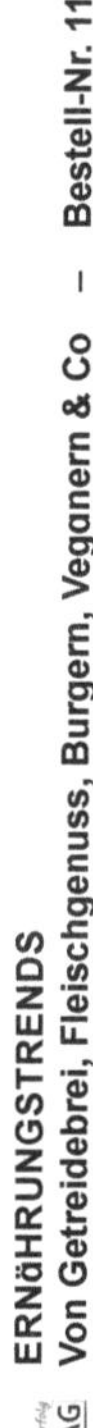

XI. Fertiggerichte

Deklaration und Zusatzstoffe

Erdbeerjoghurt

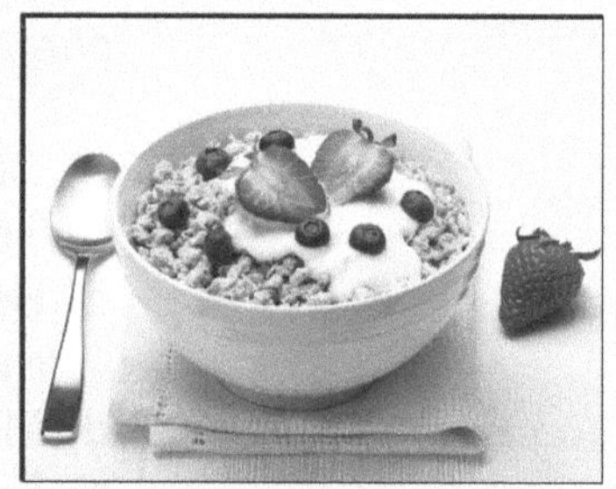

Ist ein Erdbeerjoghurt ein Joghurt mit vielen Erdbeeren? Tja... Es kommt auf die Details an: So muss ein Becher, auf dem „Erdbeerjoghurt“ steht, nur neun Gramm echte Früchte enthalten, wenn der gesamte Inhalt 150 Gramm beträgt. Das entspricht etwa zwei Erdbeeren. Spricht die Verpackung von einem „Joghurt mit Fruchtzubereitung“, reichen sogar weniger als sechs Gramm, was etwa einer Beere entspricht. Und noch weniger enthält ein „Joghurt mit Erdbeergeschmack“.

Und der Geschmack? Erdbeeren beispielsweise verlieren während der industriellen Verarbeitung ihr Aroma und schmecken nur noch fade. Deshalb helfen viele Hersteller mit Zutaten aus dem Labor nach und fügen weitere Zutaten hinzu, etwa Aromen, Konservierungs- und Verdickungsmittel sowie Farbstoffe. In herzhaften Produkten kommen auch andere Stoffe hinzu, etwa Geschmacksverstärker. Diese Zusatzstoffe sind mit E-Nummern gekennzeichnet. Zurzeit sind in der Europäischen Union 320 Stoffe als Lebensmittelzusatzstoffe zugelassen.

Sogenannte Zusatzstoffe müssen gemäß Lebensmittel-Kennzeichnungsverordnung bei verpackten Produkten angegeben werden. Diese Substanzen verdicken, säuern, machen länger haltbar oder größer, sie färben oder verstärken den Geschmack.

Light Produkte

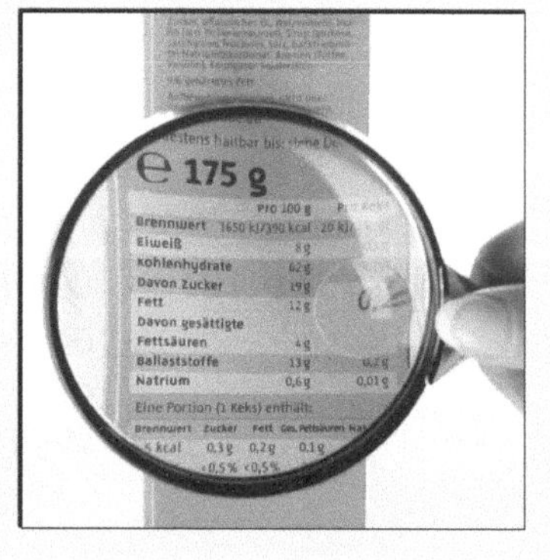

Sie enthalten in der Regel weniger Fett oder Zucker (Kohlenhydrate) und sollen daher kalorienärmer und gesünder sein. Limonaden, Joghurt, Käse oder Wurst werden daher oft als „light“ deklariert. Doch in vielen Light-Produkten wird zwar das Fett reduziert, aber dafür der Zuckeranteil erhöht. Wird der Zucker durch künstliche Süßstoffe ersetzt, erzeugt das oft eine appetitanregende Wirkung, weil der Körper irritiert ist. Vielfach sind in Light-Produkten Konservierungs-, Süß- und Aromastoffe enthalten oder – bei fettreduzierten Waren – zu viel Salz, weil das Fett als Geschmackgeber eben fehlt.

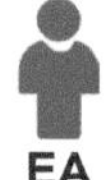
EA

Aufgabe 12:

a) *Welche Stoffe werden in Light-Produkten verringert?*
b) *Welche Light-Produkte kennst du?*
c) *Welche Nachteile bringt der Konsum von Light-Produkten?*
d) *Wie schafft man es, weniger Kalorien zu sich zu nehmen, ohne Light-Produkte zu verwenden? Erkläre es am Beispiel von Getränken, Majonnaise und Fruchtjoghurt.*

GA

Aufgabe 13: *Besorgt euch einige Lebensmittel in „normaler“ Zusammensetzung und als Light-Produkt. (Z. B. Cola-Getränk, Schnittkäse, Fruchtjoghurt. Vergleicht die Kalorienzahl und den Geschmack.*

ERNäHRUNGSTRENDS
Von Getreidebrei, Fleischgenuss, Burgern, Veganern & Co – Bestell-Nr. 11 695

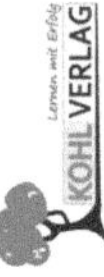

XII. Kaffee wird zum Volksgetränk

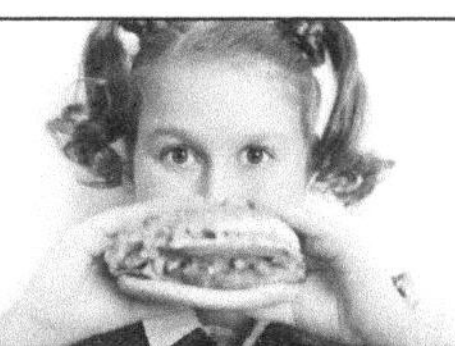

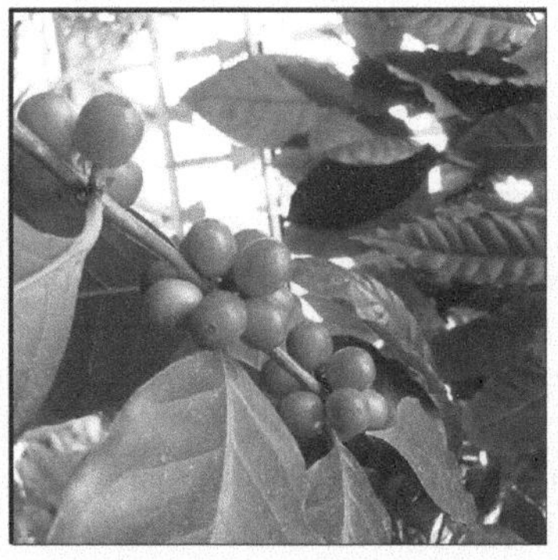

Kaffee ist zwar nicht unbedingt ein Nahrungsmittel, beeinflusst aber doch unser Essverhalten.

Die Region Kaffa im Hochland Äthiopiens ist vermutlich die Heimat des Kaffeebaums. Die anregende Wirkung des Getränks entsteht durch Koffein. Es ist auch in Kakao, Tee und der Cola-Nuss enthalten und wirkt auf das zentrale Nervensystem.

Kaffee gedeiht bei Temperaturen von über 20 Grad und einer relativ hohen Luftfeuchtigkeit. Neun bis zehn Monate nach der Blüte können die Kirschen, die meist zwei Bohnen enthalten, geerntet werden. Während der drei bis vier Monate langen Haupterntezeit werden die reifen Kirschen fortlaufend von Hand gepflückt.

Erst seit der Mitte des 15. Jahrhunderts wird in Arabien Kaffee getrunken. Um diese Zeit begann auch die Kultivierung des Kaffees. Für die Verbreitung des Kaffees waren die Türken zuständig. Sie hatten Ländereien in Syrien, Jemen und Ägypten erobert und 1517 sogar Mekka und Medina eingenommen. Somit waren die Anbaugebiete des Kaffees in ihrer Hand. Auch später wird der Kaffee deswegen noch als „Türkentrank" bezeichnet. Die Osmanen verbreiteten den Trank bis ins südöstliche Europa, wo öffentliche Kaffeehäuser bald die Straßen der Städte prägten. 1554 wurde das erste Kaffeehaus in Konstantinopel, dem heutigen Istanbul, eröffnet.

Reisende berichteten von dem herrlichen Getränk zu Hause. Der deutsche Arzt Leonhart Rauwolf beschreibt es 1582 als gut, nennt es schwarz wie Tinte und weist darauf hin, dass es dem Magen dienlich sei.

Anfang des 17. Jahrhunderts begann ein schwunghafter Handel. Säckeweise traf der Kaffee in den großen Hafenstädten wie Venedig, London, Amsterdam und Hamburg ein. Kaffee wurde zu einem begehrten Getränk der reichen Leute.

Die Deutschen bekamen 1673 in Bremen ihr erstes Kaffeehaus. Das Kaffeehaus – gerade in Wien – war ein Ort, wo sich die Vertreter aus Literatur und Kunst trafen. Hier wurde das bittere Getränk auf Wunsch mit Milch und Zucker oder Sahne verfeinert und mit einem Glas Wasser zu sich genommen.

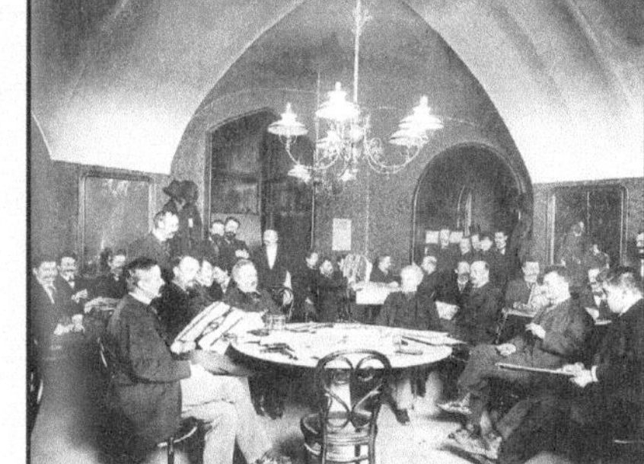

Wiener Kaffeehaus ca. 1890

Zuerst war der Kaffee nur ein Getränk für eine kleine, gut betuchte Gesellschaftsschicht. Erst nach und nach, als er billiger wurde, wandelten sich die Kaffeehäuser. Nun trafen sich hier Angehörige aller Schichten und Berufsgruppen.

Im Laufe des 18. Jahrhunderts wuchs Kaffee in allen warmen Gebieten der Welt, auch im später wichtigsten Anbaugebiet Brasilien. Während die Kolonialmächte durch den Handel reich wurden, begann für die Anbauländer die bekannte Geschichte der Ausbeutung.

Auf den meisten Plantagen arbeiteten afrikanische Sklaven. Die Arbeits- und Lebensbedingungen waren katastrophal. Viele der Sklaven starben schon auf der Reise in das ferne Land.

Auch die Hersteller von Kaffeegeschirr und Zubereitungsgeräten wie Mühlen und Aufbrühhilfen entwickelten eine ertragreiche Industrie. Melitta Bentz erfand 1908 den Kaffeefilter, weil sie es unangenehm fand, immer den Kaffeesatz in der Tasse zu haben.

XII. Kaffee wird zum Volksgetränk

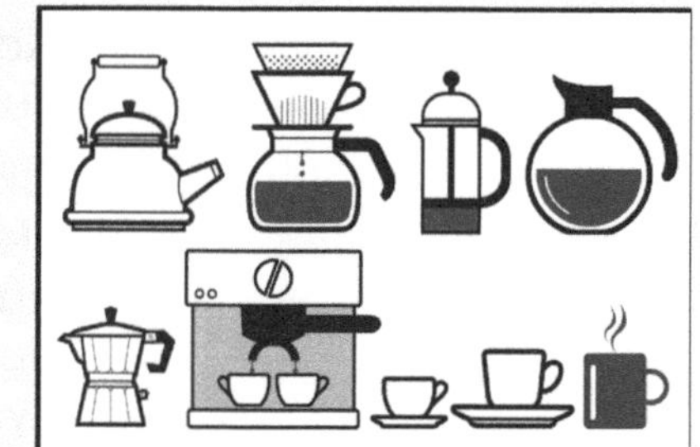

Mitte des 19. Jahrhunderts war der Kaffee zum Volksgetränk geworden. Die ärmeren Leute kochten sich daraus eine Suppe, die mit Brotbrocken gegessen wurde und somit etwas sättigte und zugleich anregte. Kaffee hat eine den Hunger dämpfende Wirkung und gab ihnen zumindest das Gefühl, eine nahrhafte Mahlzeit zu haben.

Um 1900 kam etwas Neues auf den Markt: Man erfand den löslichen Kaffee, der 1938 von der Firma Nestlé als Instantkaffee vermarktet wurde. 1905 wurde der Kaffee von seiner ebenso nützlichen wie störenden Nebenwirkung befreit: Ludwig Roselius verkaufte seinen entkoffeinierten Trunk als „Kaffee HAG“ weltweit.

Die Entwicklung des Weltrohkaffeeverbrauchs ist beeindruckend: waren es 1750 nur 600.000 Sack, so stieg der Verbrauch innerhalb der nächsten zweihundert Jahre auf 36 Millionen Sack und lag im Jahre 2000 bei 104 Millionen Sack.

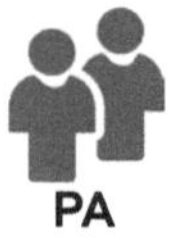

PA

Aufgabe 1: *Kennt ihr euch aus? Was verbirgt sich hinter den diversen Kaffeenamen?*

Name	besteht aus
Milchkaffee	
Mokka	
Eiskaffee	
Blümchenkaffee	
Muckefuck	
Espresso	
Cappuccino	
Latte macchiato	

EA

Aufgabe 2: *Finde im Buchstabengitter 9 Begriffe, die zum Kaffee gehören und erkläre sie.*

K	A	F	F	E	E	H	A	U	S	R
Ä	T	H	I	O	P	I	E	N	E	G
I	Ü	M	Ü	S	E	H	U	K	P	F
B	R	A	S	I	L	I	E	N	E	I
L	K	E	V	E	R	W	S	A	D	L
U	E	A	R	A	B	I	E	N	I	T
T	N	F	E	B	R	E	M	E	N	E
K	O	F	F	E	I	N	T	E	A	R

1	
2	
3	
4	
5	
6	
7	
8	
9	

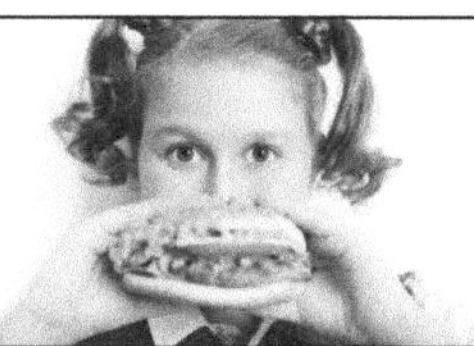

XIII. Coca-Cola

Ein Siegeszug

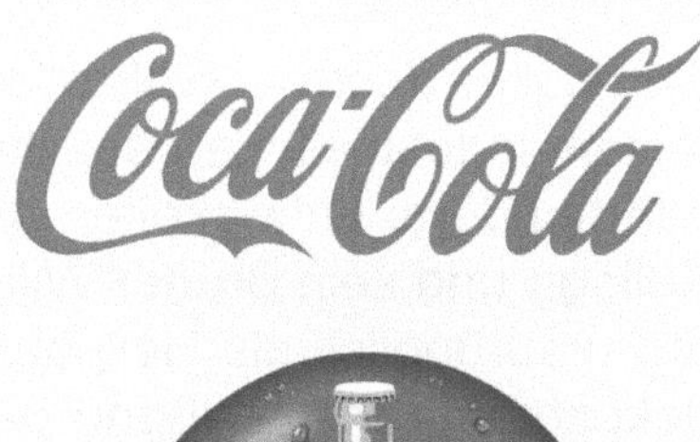

Wer kennt dieses Getränk nicht? Coca-Cola, kurz Coke, ist ein geschütztes Warenzeichen für ein koffein-, zucker- und kohlensäurehaltiges Erfrischungsgetränk und seine Varianten (Coca Cola Light und Cola Zero) der Coca-Cola Company. Sie ist die weltweit umsatzstärkste Cola-Marke und stammt aus den USA. Das Logo ist eines der bekanntesten Markenzeichen der Welt. Es steht auch für den US-amerikanischen und allgemein westlichen Lebensstil.

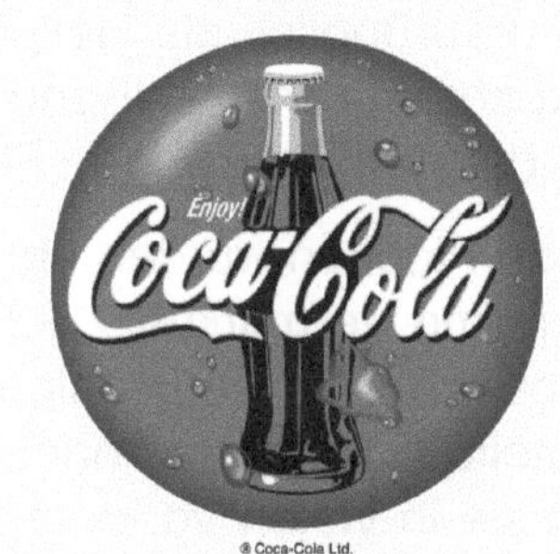

® Coca-Cola Ltd.

1886 wurde Coca-Cola vom US-Amerikaner John Pemberton erfunden. Kurz vor Pembertons Tod im Jahre 1888 kaufte der Apotheker Candler die Rechte an Coca-Cola. Er bezahlte dafür 2300 US Dollar. 1892 gründete er in Atlanta die Coca-Cola-Company. Ein Jahr später ließ Candler Coca-Cola als Marke schützen und vermarktete das Produkt in den USA und seit 1896 im benachbarten Ausland. Seit 1929 gibt es Coca-Cola auch in Deutschland. In den 60er Jahren wurden in Deutschland erstmals 100 Millionen Kisten Coca-Cola innerhalb eines Jahres verkauft. 1968 kam in Deutschland Sprite auf den Markt.
Mit dem Slogan „Lasst uns frischwärts gehen!" startet Coca-Cola ins Deutschland der 70er Jahre. Lift und mezzo mix ergänzen die Produktpalette. 1983 bringt Coca-Cola das erste Light-Produkt in Deutschland auf den Markt: Coca Cola Light.
Das geheime Rezept der Coca-Cola ist sicher in einem Safe in Atlanta verwahrt. Es ist überall auf der Welt gleich. Seit 1886 enthält Coca-Cola nur natürliche Aromen und keine zugesetzten Konservierungsstoffe.
Viele Konzerne haben versucht, Coca-Cola zu imitieren. Jeder Discounter brachte ein Cola-Getränk auf den Markt. Doch keines erreicht bis heute den einmaligen Geschmack der Coca-Cola.

Coca-Cola und Gesundheit

100 ml Coca-Cola enthalten nach Firmenangaben 10,6 g Zucker und 42 kcal. Doch Coca-Cola enthält nicht mehr Kalorien als andere Limonaden. Der pH-Wert von Coca-Cola liegt bei 2,5 bis 2,7 (etwa wie Speiseessig). Es gibt jedoch keinen Beweis dafür, dass der Magen davon angegriffen wird. Der Magensaft ist mit einem pH-Wert von bis zu 1 erheblich saurer.

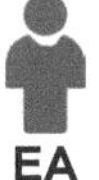
EA

Aufgabe 1: *Beantworte die folgenden Fragen mit vollständigen Sätzen. Schreibe in dein Heft.*

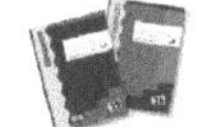

a) Wer erfand die Coca-Cola?
b) Wer gründete die Coca-Cola-Company?
c) Seit wann gibt es das Getränk in Deutschland?
d) Welche Markengetränke gehören zur Coca-Cola-Company?

Geschmackstest:
Besorgt euch jeweils 1 bis 2 Flaschen Coca Cola, Pepsi Cola, Afri Cola und verschiedene Cola-Produkte aus dem Supermarkt oder vom Discounter (Handelsmarken). Testet mit neutralen Gläsern. Schmeckt ihr das „Original" heraus?

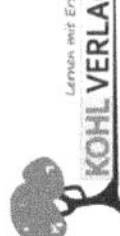

XIV. Cornflakes

Ein gesundes Frühstück

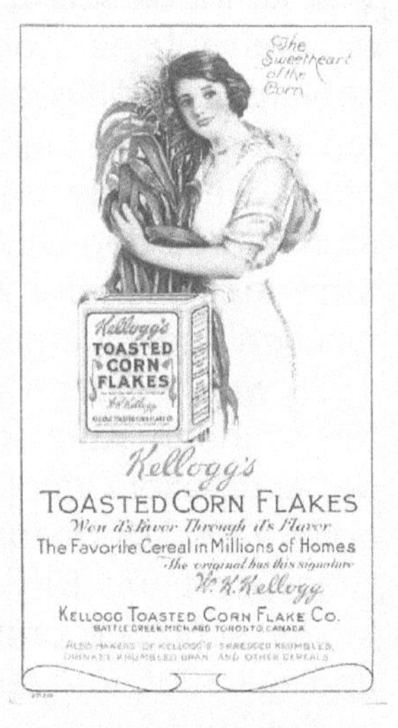

Cornflakes (corn – Getreide, Mais; flakes – Flocken) sind die ältesten industriell hergestellten Frühstücksflocken. Ende des 19. Jahrhunderts entwickelten die amerikanischen Ärzte John Harvey Kellogg und sein Bruder Will Keith Kellogg die Cornflakes. Sie waren ursprünglich als Heilnahrung gedacht. Ihr Rezept bestand aus gekochtem, anschließend gepresstem und getrocknetem Weizen. Die dünnen, knusprigen Flocken wurden mit etwas Salz gegessen.

Diese Flocken wurden ab 1906 von Will Keith Kellogg in einer neuen Firma vermarktet. 1922 wurde die Firma in Kellogg Company umbenannt. In Deutschland wurden Cornflakes erstmals 1965 hergestellt. Cornflakes findet man heute fast auf der ganzen Welt. Es gibt sie in vielen Varianten. Die Methode von Harvey wurde später auch auf Mais und Reis angewandt. Daraus entstanden die Kornriegel und viele andere Produkte.

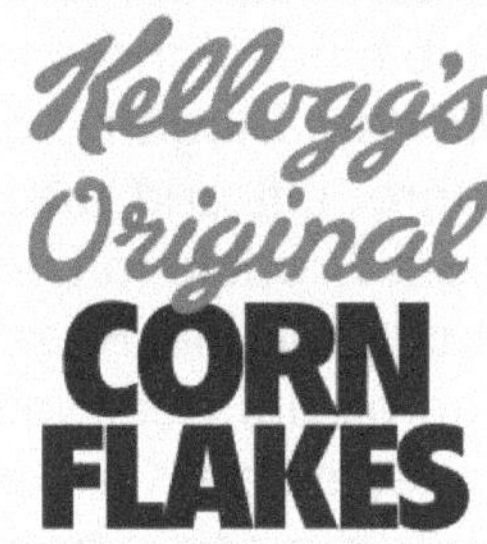

Zucker, Salz und Gerstenmalz sowie das Rösten sorgen für das Aroma. Heute wird aus Cornflakes sekundenschnell ein Frühstück: Flocken in die Schale, Milch drauf, fertig. Mit frisch geschnittenen Apfel-, Birnen- oder Orangenstückchen, Weintrauben oder Nüssen wird eine leckere und vollwertige Mahlzeit daraus.

In konventionellen Cornflakes sind Aromen enthalten. Die Cornflakes schmecken dann entsprechend nach Vanille, Karamell, Kokos oder …

PA

Aufgabe 1: *Findet heraus: Wann bezeichnet man ein Produkt als Cornflakes? Was sind Knusperflakes?*

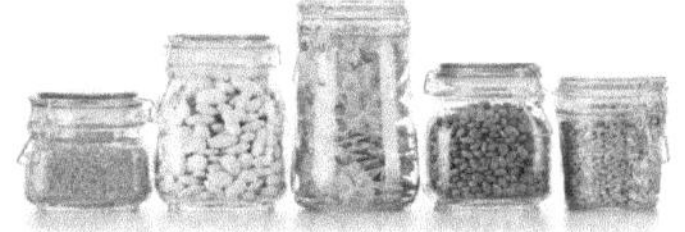

Cornflakes: ______________________________

Knusperflakes: ______________________________

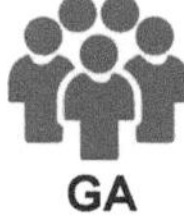
GA

Aufgabe 2:

a) *Cornflakes contra Müsli – forscht in einem Supermarkt oder im Internet: Was enthalten 100 g Cornflakes oder Knusperflocken, was enthalten 100 g Müsli? Achtet auf Fett, Kohlenhydrate, Eiweiß, Kalorien und Ballaststoffe.*

b) *Vergleicht die Angaben, die ihr gefunden habt. Was ist wohl besser für die Gesundheit? Oder gibt es keinen Unterschied?*

c) *Was schmeckt euch besser? Denkt an Obst, Milch oder Joghurt, den ihr vielleicht hinzufügt.*

ERNäHRUNGSTRENDS
Von Getreidebrei, Fleischgenuss, Burgern, Veganern & Co – Bestell-Nr. 11 695

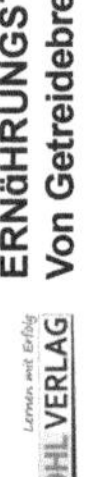

XV. Kaltes Büffet

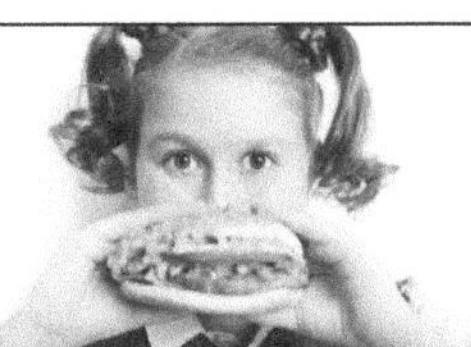

Früher und heute

Oh, waren diese Büffets schrecklich… weil sie bei allen Parties gleich waren!

Es gab:

- Schinkenröllchen mit Spargel, Konservenspargel natürlich, der in gekochtem Schinken, meist mit Mayonnaise oder Remoulade bestrichen, eingerollt wurde.
- ausgehöhlte Tomaten mit Fertig-Fleischsalat gefüllt.
- Käsewürfel mit Weintraube auf einen Zahnstocher gepiekt.
- alternativ: Käseigel, eine halbe Grapefruit o.ä. in die diese Zahnstocher mit Käse gesteckt wurden.
- halbierte, hart gekochte Eier mit Mayo-Klecks und etwas deutschem Kaviar.
- oder gefüllte Eier, wobei das Eigelb mit Senf und Remoulade verrührt und eingefüllt wurde. Oft zierte ein Fliegenpilzhut diese Kreation.
- auf jeden Fall: Kartoffelsalat mit Majonnaise angemacht - garniert mit Tomatenachteln, Petersilie und Ei.
- Frikadellen oder Mettbrötchen.

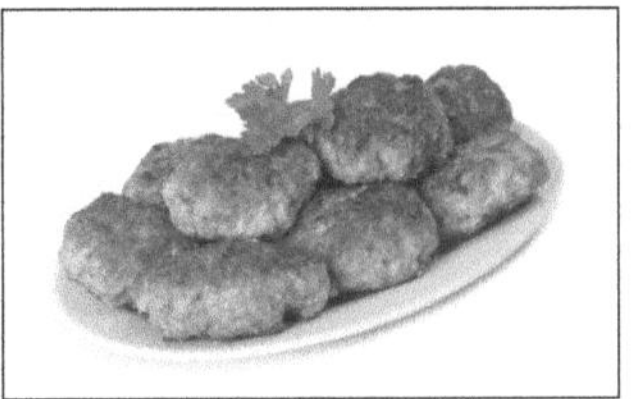

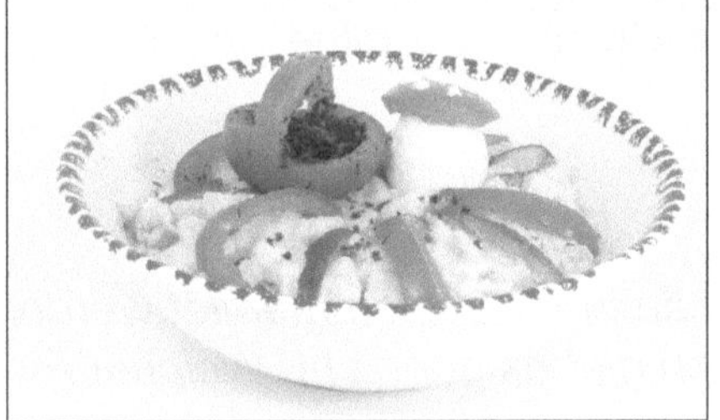

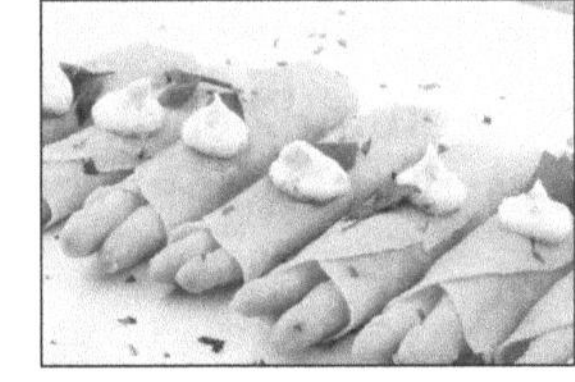

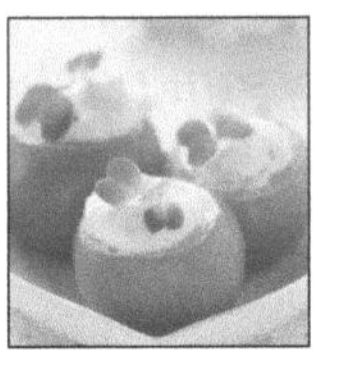

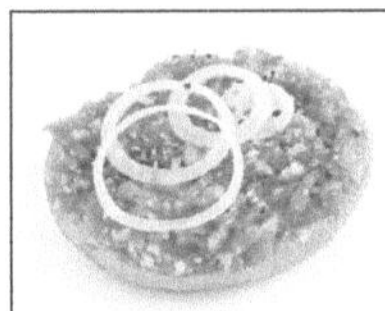

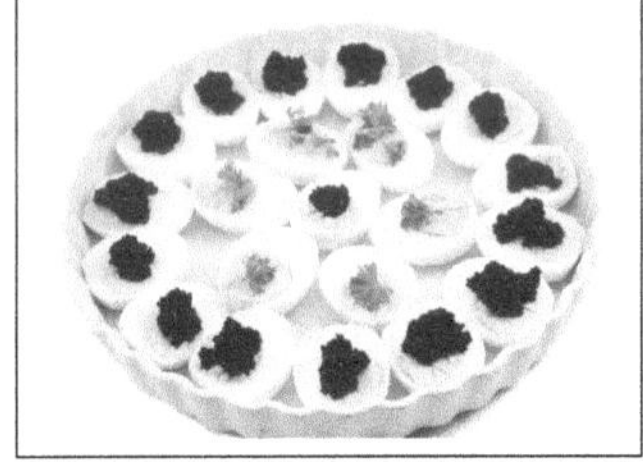

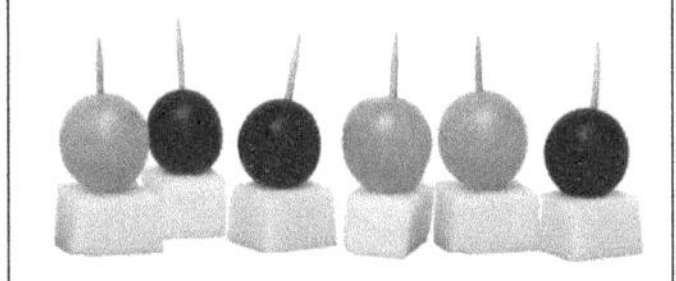

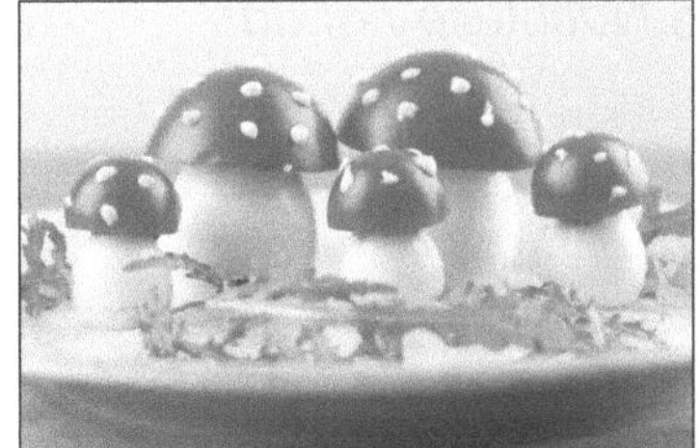

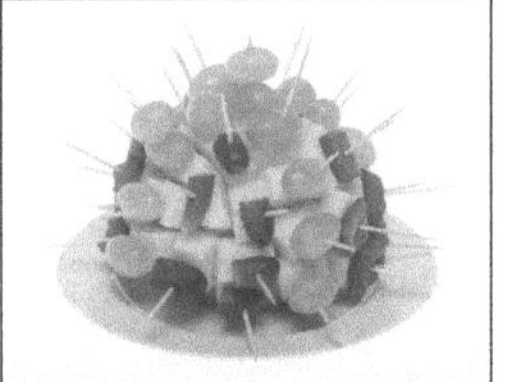

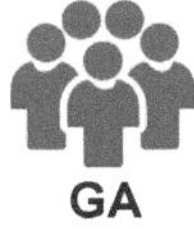

GA

Aufgabe 1: *Heute gestaltet man ein kaltes Büffet ganz anders. Salate mit massig Majonnaise sind nicht mehr gefragt, und auch die Spargel-Schinkenröllchen und der fertige Fleischsalat ist nicht mehr in. Was würdet ihr anbieten? Stellt eine Liste auf.*

Zu einem Klassenfrühstück kann man ein „modernes" Büffet anrichten – jeder bringt etwas mit oder es wird in der Schulküche zubereitet.

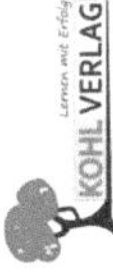

ERNäHRUNGSTRENDS Von Getreidebrei, Fleischgenuss, Burgern, Veganern & Co – Bestell-Nr. 11 695

XVI. Fisch und Fischstäbchen

Vom Kochfisch zum Fischstäbchen

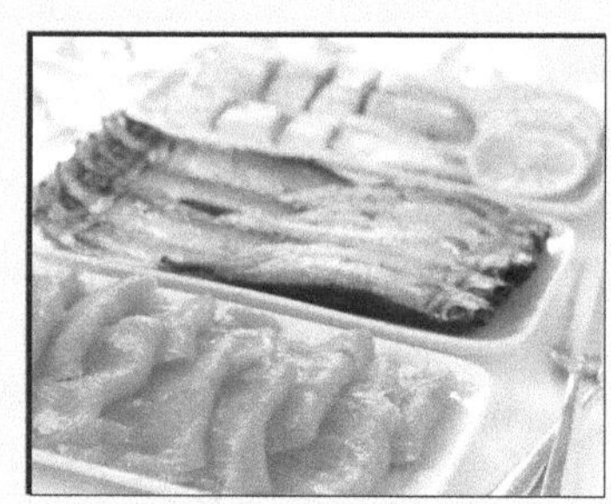

Meine Oma hielt daran fest: freitags gab es Fisch. Wo immer sie den „Fisch“ (es war Hecht, ich weiß es noch genau) aufgetan hatte – er kam in einen Sud und wurde gekocht. Dabei stank er entsetzlich – eben nach Fisch. Ich mochte ihn nicht, besaß er doch zu seinem ekligen Geruch noch unzählige Gräten. So wurden Fisch und ich keine Freunde.

Doch irgendwann gab es das tiefgefrorene Fischstäbchen – nicht übelriechend und dazu grätenfrei. Auch das Schlemmerfilet kam in verschiedenen Varianten auf den Markt. Ebenfalls nicht stinkend und grätenfrei.

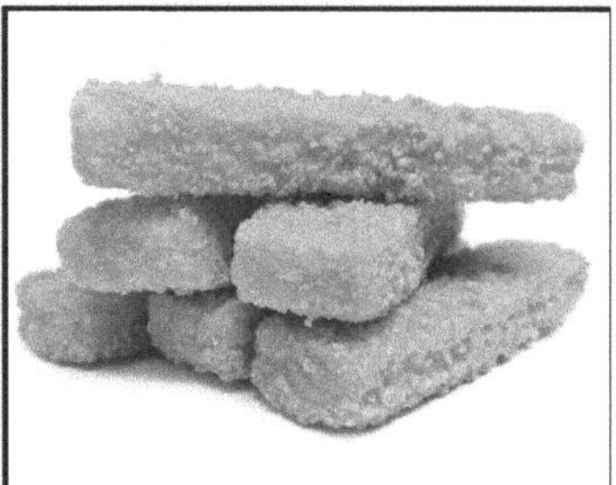

Noch Mitte des letzten Jahrhunderts wurde Fisch als unerschöpfliche Nahrungsquelle gepriesen. Das hat sich leider geändert, heute hören wir von Überfischung und Fischzuchtbetrieben. Ob das Fischstäbchen schuld hat, weil nun auch Jüngere gerne Fisch essen?

Ob gebraten, frittiert oder gedünstet – Fisch hat es in sich. Beim Griechen um die Ecke gibt es ihn gebraten in Knoblauchbutter, beim Straßenimbiss frittiert im Brötchen, und im Sushi-Restaurant isst man ihn roh. Ein Blick auf die natürlichen Inhaltsstoffe verrät, warum Lachs, Karpfen und Co. so gesund sind: besonders frischer Fisch enthält viele wichtige Nährstoffe wie Eiweiß, Vitamine und Mineralstoffe wie Jod und wertvolle Omega-3-Fettsäuren.

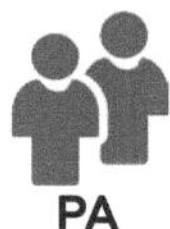

PA

Aufgabe 1: *Fischstäbchen und Schlemmerfilet werden als Seelachs deklariert. Doch diesen Fisch gibt es gar nicht. Welcher Fisch steckt dahinter? Forscht nach!*

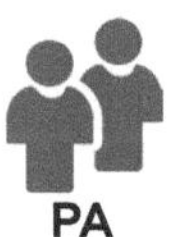

PA

Aufgabe 2: *Heute werden Fische auch in sogenannten „Aquakulturen“ gezüchtet. Welche Vor- und Nachteile hat das?*

Vorteile: ______________________________

____

Nachteile: ______________________________

____

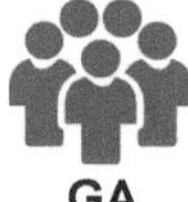

GA

Aufgabe 3: *Während es früher überwiegend Hering, Aal, Hecht, Makrele und Karpfen gab, haben wir heute ein reichliche Auswahl.*

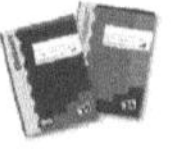

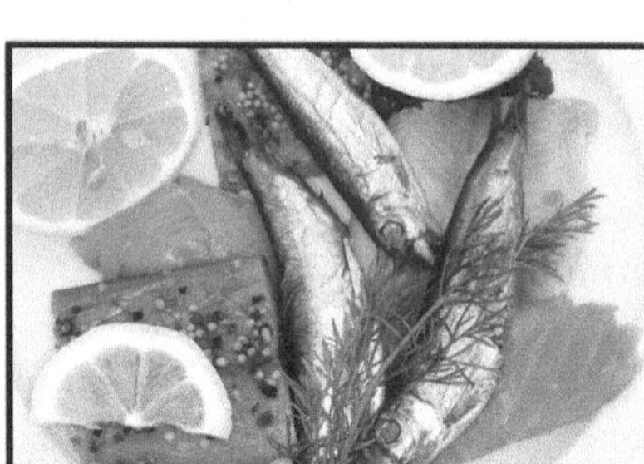

- Welche weiteren Fische kennt ihr? Listet sie auf.
- Findet zu den verschiedenen Arten Bilder in Zeitschriften oder im Internet.
- Erstellt eine Kollage und beschriftet die Bilder richtig.

ERNäHRUNGSTRENDS Von Getreidebrei, Fleischgenuss, Burgern, Veganern & Co – Bestell-Nr. 11 695

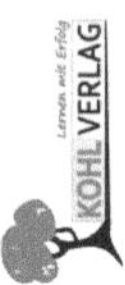

XVII. Die Kartoffel

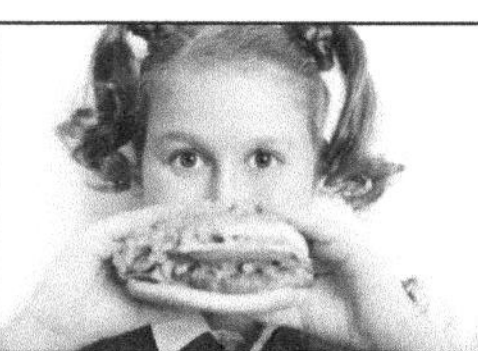

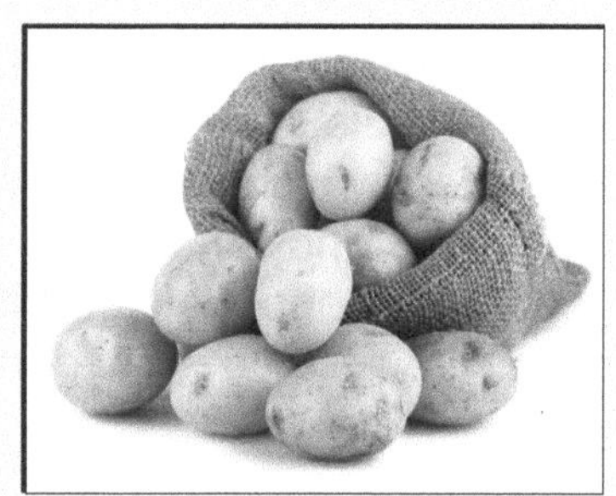

Im 16. Jahrhundert brachten spanische Seefahrer die Kartoffel nach Europa mit. Friedrich der Große (der „Alte Fritz“) König von Preußen, befahl den Bauern, die Kartoffeln anzubauen. Als nach der Blüte auch das Kraut zu welken begann, waren die Leute enttäuscht. Erst als der Alte Fritz die Felder umgraben ließ, kamen die gelben Knollen zum Vorschein. Heute werden Kartoffeln maschinell gepflanzt („gesetzt“) und geerntet. Die Kartoffel ist auch der ganzen Welt ein wichtiges Grundnahrungsmittel. Wir kennen sie heute in vielen Varianten.

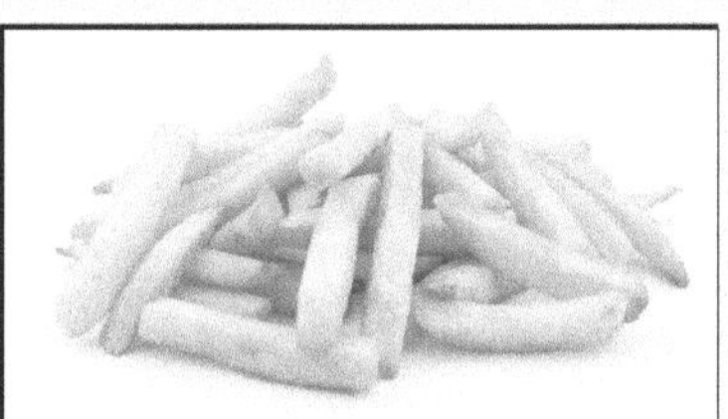

Und so sollen die Pommes frites entstanden sein – ob das wohl stimmt?

Ende des 18. Jahrhunderts schrieb ein Belgier: Die armen Leute fischten im See und brieten ihren Fang in Fett aus. Wenn der See im Winter zugefroren war, schnitten die Frauen Kartoffeln in Fischform und frittierten sie. So entstanden die Pommes frites. Die Amerikaner lernten die Pommes erst durch die Rückkehr der Soldaten nach dem Krieg kennen. Sie nennen sie „French Fries“. In England dagegen heißen sie Chips.

Die Geschichte der Kartoffelchips beginnt in Amerika ...

Im Jahre 1853 saß der Koch George Crum in seiner Hotelküche und dachte nach. Der berühmte Gast Mr. Vanderbilt meckerte immer wieder, seine Bratkartoffel wären zu dick geschnitten. Nun sann George auf Rache. Er wollte die Kartoffeln so dünn schneiden, dass Mr. Vanderbilt sie nicht mehr mit der Gabel essen konnte. Jedoch – der Gast war begeistert von diesen hauchdünnen Chips. George Crum ahnte damals sicherlich nicht, welchen Erfolg seine Chips haben würden. 1895 wurden sie erstmalig verpackt und verkauft. In Deutschland dauerte es an die 80 Jahre, bis Chips auch hier bekannt und begehrt wurden.

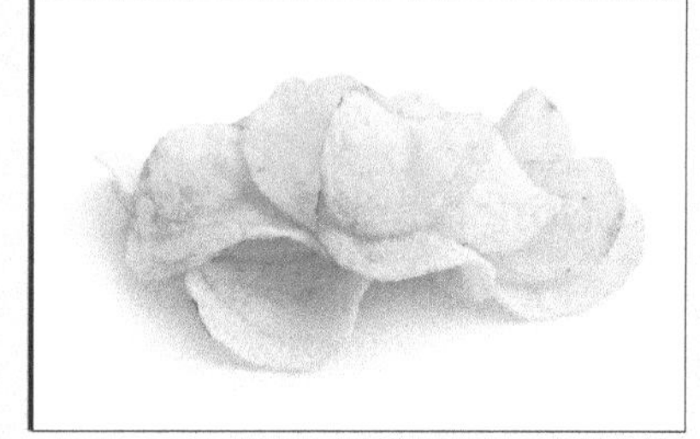

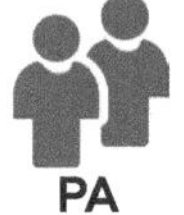

PA

Aufgabe 1: *In Deutschland werden in den letzten Jahren weniger frische Kartoffeln gegessen. Wir greifen immer öfter zu Fertigprodukten. Welche kennt ihr? Welche esst ihr am liebsten?*

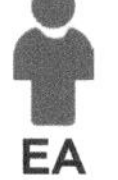

EA

Aufgabe 2: *Kartoffeln machen dick – der Satz ist in den Köpfen vieler Menschen Doch stimmt das überhaupt? Vergleiche Kartoffeln mit dem Kaloriengehalt von Nudeln und Reis.*
Vergleiche auch gekochte Kartoffeln mit Pommes frites, Bratkartoffeln und Klößen.

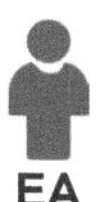

EA

Aufgabe 3: *Kartoffeln werden eingeteilt in festkochende, vorwiegend festkochende und mehlig kochende Sorten. Welche Sorte braucht man für welches Gericht? Finde für jede Sorte 3 Gerichte.*

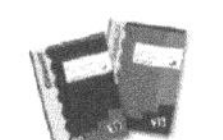

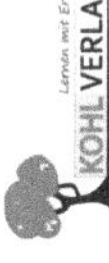

XVIII. Fastfood – im Trend?

Fast Food stammt aus dem Englischen und bedeutet schnelle Nahrung. Sowohl bei der Zubereitung als auch beim Verzehr wird Wert auf Rationalität und Funktionalität gelegt. Meist vergehen zwischen Bestellung und Verzehr weniger als zehn Minuten. Die hier aufgeführten Fast Food sind sehr beliebt und werden entweder in speziellen Restaurants angeboten oder geliefert. In den meisten Fällen werden Fertigprodukte oder Tiefkühlware in der Fritteuse, der Mikrowelle oder auf dem Grill fertig gegart.

Die Currywurst

Hier befand sich der Imbiss-Stand,
in dem am 4. September 1949
HERTA HEUWER
30. Juni 1913 in Königsberg – 3. Juli 1999 in Berlin
die pikante Chillup®-Sauce
für die inzwischen weltweit bekannte Currywurst erfand.
Ihre Idee ist Tradition und ewiger Genuss!

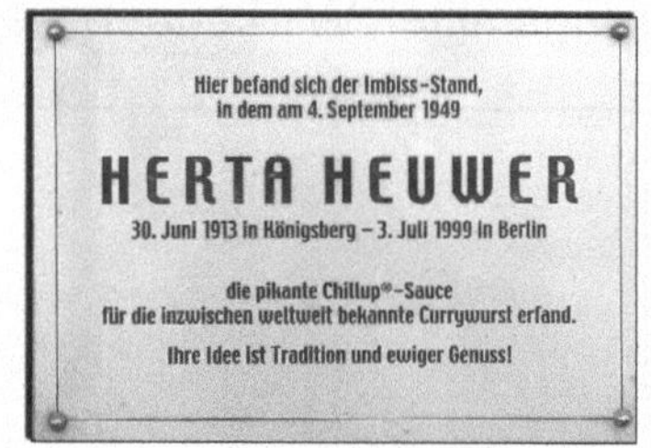

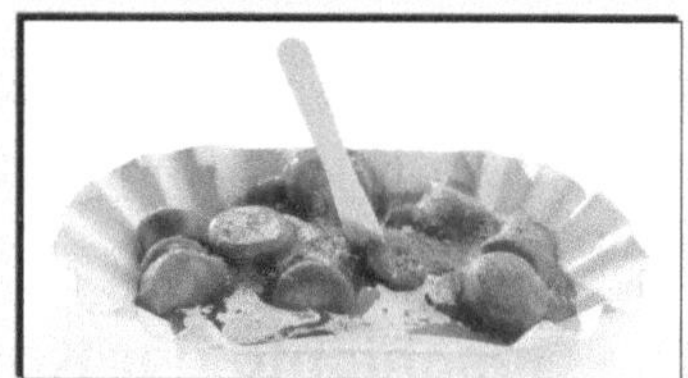

Die erste Currywurst gab es entweder 1949 in Berlin bei Herta Heuwer oder – nach anderen Informationen – schon 1947 am Großneumarkt in Hamburg.

Die berühmte Wurst wurde gebraten, meist in Stücke geschnitten und mit einer Soße aus Tomatenketchup, Tomatenmark, Curry und weiteren, geheim gehaltenen Gewürzen und Zutaten angerichtet. Dazu gibt es Pommes frites oder ein Brötchen.

In den 1960er Jahren gab es überall „Currywurstbuden". Eine Currywurst kostete damals etwa 1,20 DM. Wenn das Geld dafür nicht reichte, nahm man Pommes rot-weiß. Pommes 50 Pfennig, Majonäse und Ketchup jeweils 5 Pfennige. Für 60 Pfennig wurde man jedenfalls satt.

Bis in die 1980er Jahre war die Currywurst in Deutschland eines der beliebtesten Fast Food, besonders in Berlin, Hamburg, im Rheinland und im Ruhrgebiet. Doch seitdem bekam die Currywurst starke Konkurrenz von Pizza, Döner und Burger.

Der Döner (kebab)

Döner kebab (auch kebap) ist ein bekanntes Gericht in der türkischen Küche. Große Fleischscheiben werden gewürzt und auf einen senkrechten, drehbaren Spieß geschichtet. Dieser wird gegrillt. Die äußeren, knusprigen Schichten werden abgeschnitten und in ein aufgeschnittenes Fladenbrot gepackt.

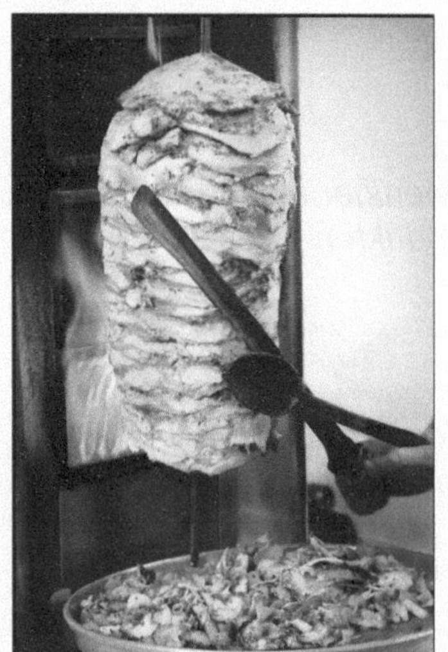

Auch der Döner soll in Berlin anfangs der 1970er zum ersten Mal serviert worden sein. Früher bestand der Döner – zumindest in der Türkei – aus Hammel- oder Lammfleisch. Bei uns hatte man die Wahl zwischen Lamm- und Kalbfleisch, aber nach der BSE Krise gibt es auch Hähnchen- oder Putendöner. Auch gibt es Tomaten, Gurken, Zwiebeln, Krautsalat und verschiedene Saucen ins Brot.

Der Unterschied zwischen einem Döner und dem griechischen Pendant, der Gyros-Pitta: Das Fleisch kommt vom Schwein, und dazu gibt es nur Zwiebeln und Joghurtsauce.

Seit etwa 15 Jahren gibt es den Döner in fast allen europäischen Ländern.

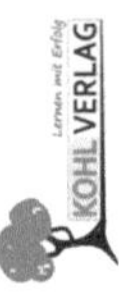

XVIII. Fastfood – im Trend?

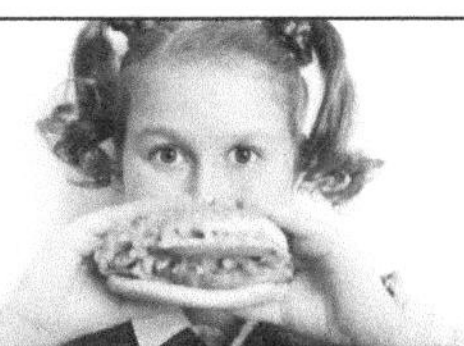

Pizza

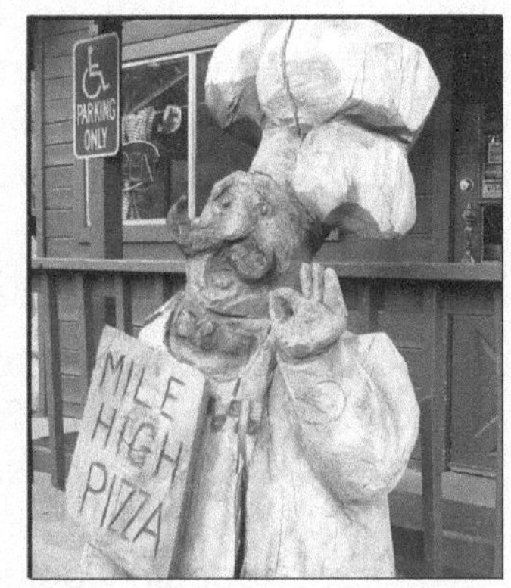

Der Pizzaboden besteht aus einem einfachen Hefeteig. Der wird vor dem Backen mit Tomatensoße, Gewürzen und Käse belegt. Dieses „Grundmodell“ stammt wahrscheinlich aus Neapel.
1952 wurde in Würzburg von Nicolino di Camillo die erste Pizzeria in Deutschland eröffnet. Neben der Pizza sind auch Spagetti-(Nudel)gerichte heute weltweit als italienisches Gericht bekannt. Pizzas gibt es in unzähligen Variationen. In den 1960er Jahren kamen die ersten Tiefkühlpizzen auf den Markt. Und das Pizza-Taxi wird heute auch viel genutzt.

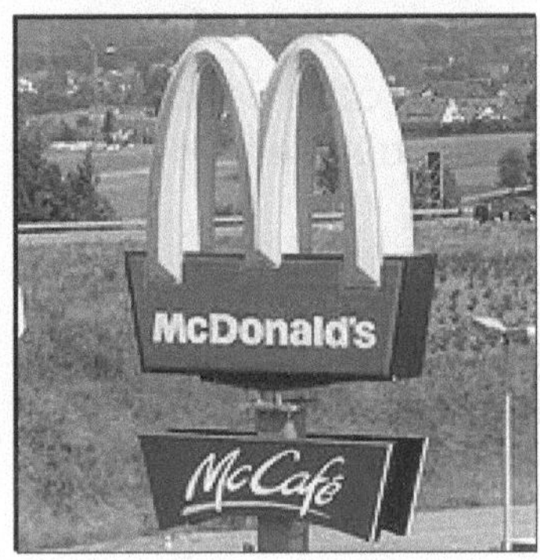

Der Hamburger oder kurz der „Burger“

Er besteht aus einem weichen, weißen Brötchen, einem Rinderhacksteak, einem Blatt Salat, Soße und einigen Scheibchen saurer Gurke.
Hamburger sind das Hauptangebot bekannter Fastfood-Ketten. Dabei gibt es mittlerweile sehr viele Burger-Variationen.
1940 wurde in den USA das erste „McDonalds“ eröffnet. 1971 entstand das erste in Deutschland, in München. Die größte Konkurrenz für McDonalds ist das Unternehmen Burger King.

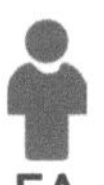
EA

Aufgabe 1: *Pizza, Burger, Currywurst und Döner sind nicht die einzigen Fast Food. Welche kennst du noch?*

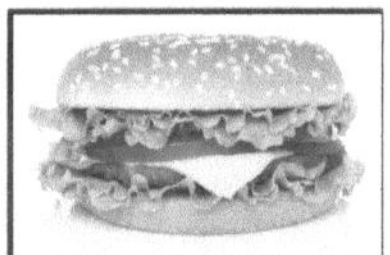

GA

Aufgabe 2: *Erstellt eine Liste mit den bekanntesten Fast Food. Macht auf dem Schulhof eine Umfrage: Wer mag was am liebsten?
Hinter jede Nennung macht ihr einen Strich und addiert diese zum Schluss. Welches Schnellgericht liegt vorn?*

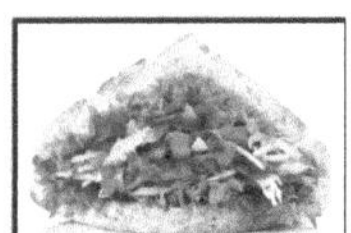

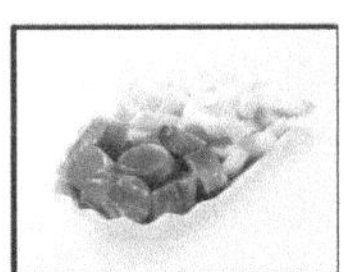

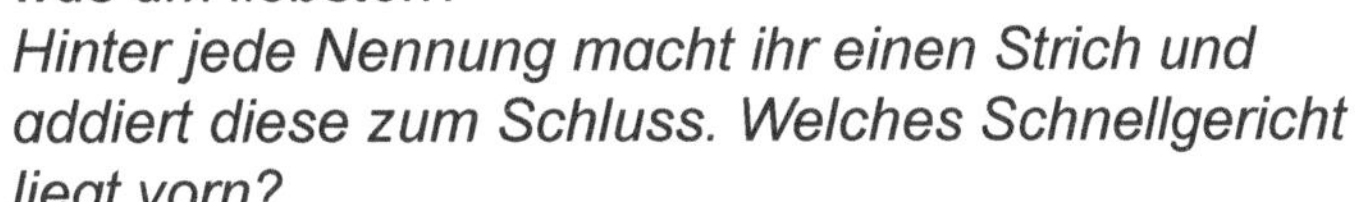

Fast Food	Striche - am liebsten
Currywurst	
Döner	
Pizza	
Burger	
...	
...	

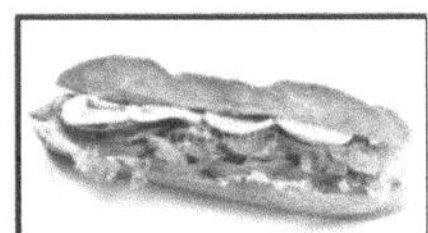

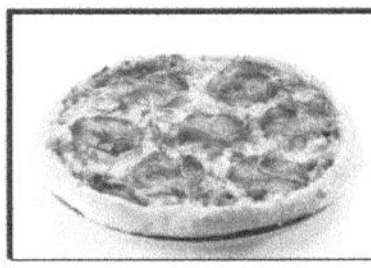

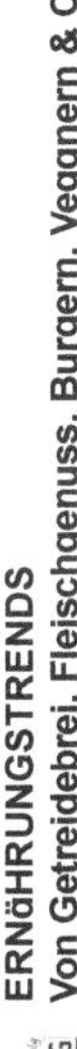
ERNäHRUNGSTRENDS
Von Getreidebrei, Fleischgenuss, Burgern, Veganern & Co – Bestell-Nr. 11 695
KOHL VERLAG

XIX. Was essen wir morgen?

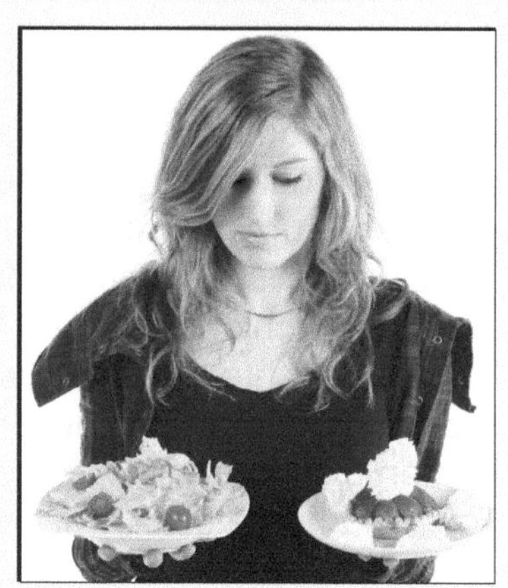

Unsere Gesellschaft ändert sich ständig. So entsteht auch neues Essverhalten. Trends und verschiedene Lebensarten, wie beispielsweise die Mobilität, prägen auch unsere alltäglichen Ess- und Trinkgewohnheiten.

1. <u>Weg vom Fast Food, hin zum Chilled Food</u>

   Junge Menschen haben meist wenig Zeit zum Einkaufen, Kochen und Essen. Es gibt kaum feste Tischzeiten und Essensrituale. Sie essen eben dann, wenn ihr Zeitplan es zulässt und ihr Hungergefühl es fordert. Trotz Zeitmangels besteht aber ein wachsendes Interesse daran, sich ausgewogen zu ernähren, mit „Chilled Food“. Das sind schnelle Snacks, wie fertige Salate, geschnittenes Obst, vorgegartes Gemüse oder Sandwiches. Das sind die neuen To-Go-Mahlzeiten, die Pommes, Döner und Co. ablösen.

2. <u>Ausgewogene Ernährung darf nicht teuer sein</u>

   Exquisite Lebensmittel, Bio- und Feinschmeckerprodukte haben Hochkonjunktur, längst sind sie überall erhältlich. Aber sie sind auch teuer. So kommt es zu der Frage: Wie kann ich mich gesund, lecker und ausgewogen ernähren, zu einem angemessenen Preis? Neue Kochbücher und Kurse zeigen, wie die kreative, ausgewogene Küche ohne viel Geld gelingt. So entsteht ein neuer Trend: besonderes, gutes Essen für kleine Budgets.

3. <u>„Back to the Roots“ – saisonal-regionale-traditionelle Produkte sind gefragt</u>

   Omas Rezepte erleben ein Comeback. Die Verbraucher wollen immer öfter wissen, was in den Lebensmitteln drin ist und wo sie herkommen. Wer sich in Supermärkten zwischen Lebensmitteln aus aller Welt entscheiden muss, wünscht sich Information und Orientierung. Denn angesichts dieser immensen Vielfalt bietet die heimische Region eine gewisse gefühlte Sicherheit. So werden schon seit einiger Zeit vermehrt traditionelle und regionale Gerichte nachgefragt. Und immer mehr Konsumenten interessieren sich für die Zusammensetzung, Zutaten und Inhaltsstoffe. Denn Ernährung soll nicht nur satt machen, sondern auch gesund sein.

4. <u>Ernährungsstile werden zur Lebenseinstellung</u>

   Flexitarier, Vegetarier, Veganer, Frutarier: Der Umgang mit Ernährung und Ernährungswissen spaltet die Gesellschaft zunehmend in zwei Lager, die Nicht-Interessierten und die nahezu Über-Interessierten. Der Lebensmittelmarkt für spezielle Ernährungsstile boomt. Flexitarier, die wenig und nur ausgewählte Fleisch- und Fischprodukte essen, können auf immer mehr Fleischprodukte in Bio-Qualität zurückgreifen. Für Veganer entstehen ganze Supermärkte.

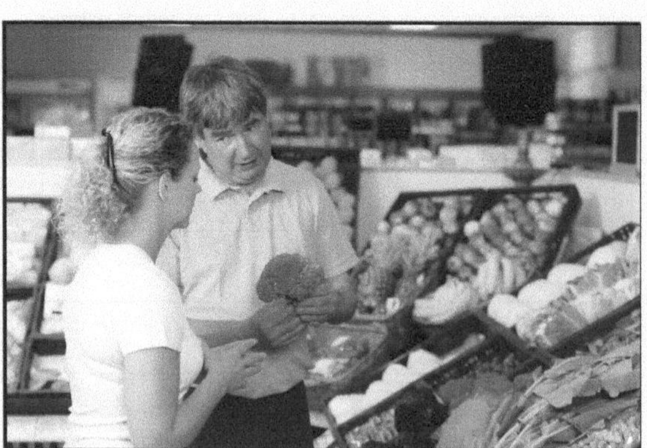

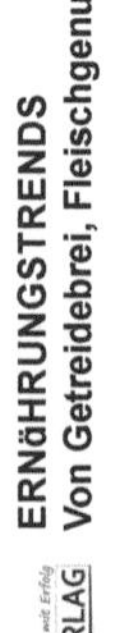

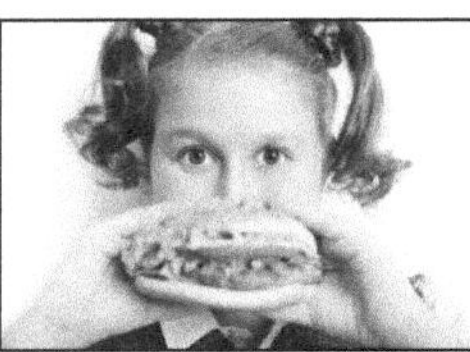

5. Re-use und Recycle

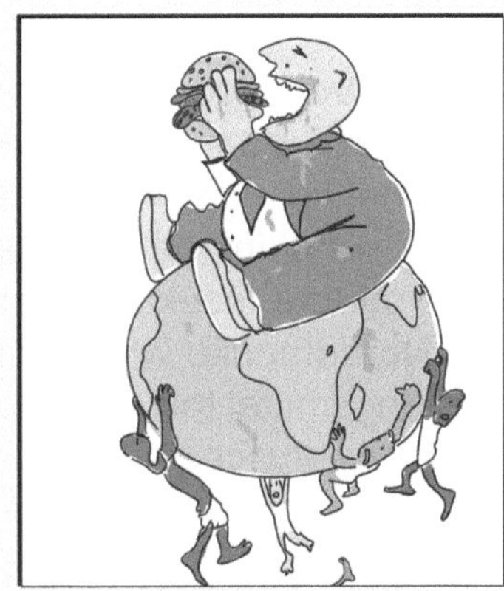

Das Wort Nachhaltigkeit ist schon ein wenig abgenutzt. Was nicht nachhaltig ist, hat oft schon ein Imageproblem. Doch wie passen die Zahlen über unser Abfall- und Wegwerf-Verhalten zur Nachhaltigkeit? Rund 1,3 Milliarden Tonnen Lebensmittel werden pro Jahr weggeworfen, jeder Bundesbürger vom Baby bis zum Opa befördert 2-3 Einkaufswagen voll in den Müll – statistisch gesehen. Eine riesige Menge davon ist aber noch absolut essbar. Oft gehen wir zu sorglos mit unseren Lebensmitteln um, kaufen einfach zu viel und zu wenig planend ein. Auch unsere Haltung als Verbraucher spielt eine Rolle. Wir Deutschen haben z.B. weltweit die höchsten Ansprüche an Äpfel. Obst mit kleinsten Flecken oder Unregelmäßigkeiten legen wir sofort beiseite und kaufen lieber die makellosen Obst- und Gemüse-Schönheiten, die in vielen Fällen jedoch chemisch verschönert wurden. Doch der neue Trend heißt Re-use Food. Darunter versteht man, dass auch krummes, kleinwüchsiges Obst und Gemüse und Produkte mit abgelaufenem Mindesthaltbarkeitsdatum gut zu gebrauchen sind. In Anbetracht des Hungers in der Welt ein guter Trend.

Bei uns im Haushalt gilt: Was noch gut riecht und keine Spuren von Schimmelbildung zeigt, wird gegessen. Dabei entstehen auf Grund der verschiedenen Reste oft sehr kreative, neuartige Zusammenstellungen. Aber es schmeckt und wir werden satt!

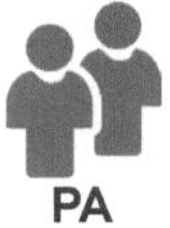

PA

Aufgabe 1: *Auch in eurem Kühlschrank finden sich ganz bestimmt diverse „Altwaren“: Drei gekochte Kartoffeln, eine Handvoll Champignons, eine angeschnittene Zwiebel, 2 Scheiben angetrockneter Schinken und ein Rest leicht gesüßte Sprühsahne. An frischen Zutaten gibt es noch ein paar Eier und Schnittkäse. Aus diesen Zutaten sollt ihr nun zwei verschiedene Rezepte entwickeln, die alle Reste verbrauchen. Natürlich könnt ihr noch Salz, Gewürze und Kräuter dazu nehmen! Notiert die Rezepte und probiert sie bei Gelegenheit mal aus.*

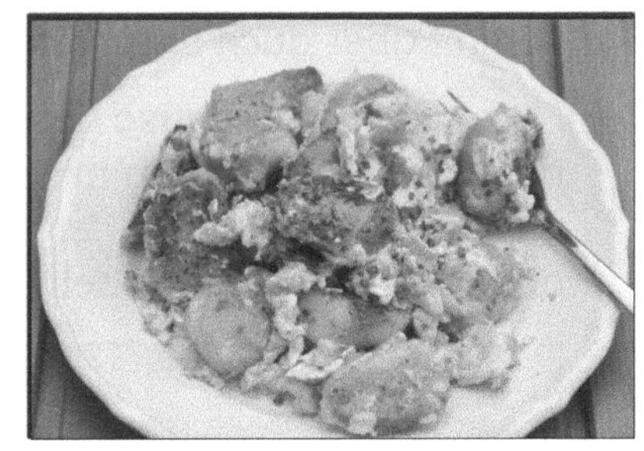

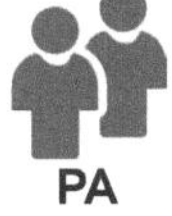

PA

Aufgabe 2: *Große Supermarktketten und Discounter haben früher Lebensmittel, die das MHD überschritten haben, in einen Müllcontainer geworfen. Heute ist es bei uns am Ort so, dass die Produkte einen Tag vor Ablauf des MHDs etwa 30 % billiger verkauft werden. Was dann wirklich abgelaufen ist, wird an die „Tafel“ gegeben. Dort können Arme und Bedürftige die Lebensmittel erhalten. Wie ist das bei euch im Ort oder in der Stadt? Forscht nach!*

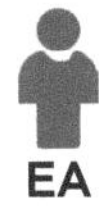

EA

Aufgabe 3: *Was genau bedeutet eigentlich MHD (Mindesthaltbarkeitsdatum)?*

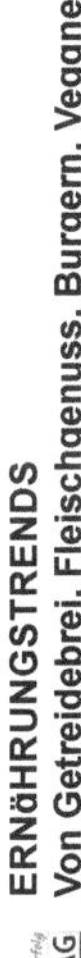

XIX. Was essen wir morgen?

Insekten – unsere Nahrung in der Zukunft?

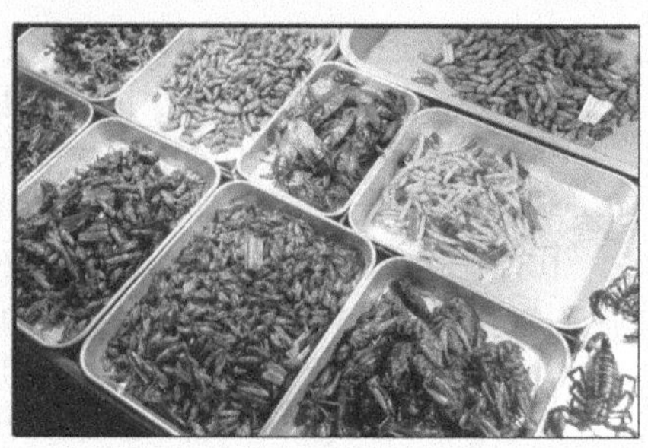

Unsere Vor-, Vor-, Vorfahren haben Insekten und deren Maden oder Larven verzehrt. Naturvölker in Afrika, Südamerika oder Ozeanien ernähren sich heute noch davon, und im asiatischen Raum werden gebackene oder frittierte Insekten überall angeboten. Nur in Europa und Nordamerika waren die Tierchen bis vor kurzem als Nahrungsmittel tabu. Ih! Doch wir essen schließlich auch Krabben, Muscheln und Schnecken. Warum nicht Mehlwürmer oder Heuschrecken?

Die Welternährungsorganisation geht davon aus, dass die Menschheit ohne Insekten bald nicht mehr satt werden kann. Die Krabbeltiere sind demnach die Zukunft der Ernährung. Ihr hoher Eiweiß-Anteil macht die Mehlwürmer so nahrhaft. Ihre Zuchtbedingungen sorgen für eine relativ geringe Umweltbelastung. Wenn wir bedenken, wie viel Futter, Wasser und Weideland für die Fleischzucht gebraucht wird, sollten wir diese Alternative mal austesten.

Wenn ihr euch traut ...

Mehlwürmer gibt es im Angelladen oder in der Zoohandlung, natürlich auch im Internet.

Wenn ihr sie als „Snacks" zubereiten wollt, würde ich sie kross frittieren (oder auch nur braten) und dann einfach Sojasauce und einigen Gewürze (Curry, Knoblauch, Zitronengras, etc.) dazugeben. So bekommt man sie in vielen Ländern als Streetfood angeboten. Also die Mehlwürmer knappe 3-4 Minuten frittieren. Bei dieser „kurzen Zeit" sind sie von innen noch schön weich. Ein paar Minuten mehr (ca. 7 min.) und sie sind dann schon recht kross! Es kommt aber auch darauf an, wie heiß das Fett ist.

Man kann sie genauso gut zu Nudel- oder Reisgerichten essen. Die Mehlwürmer einige Minuten scharf anbraten mit z. B. Möhren, Zwiebel, Lauch, Knoblauch. Dann kann man nach Geschmack Sojasoße, eine süß-saure Soße oder auch Kokosmilch dazu geben. Mit Reis oder Chinesischen Nudeln servieren.

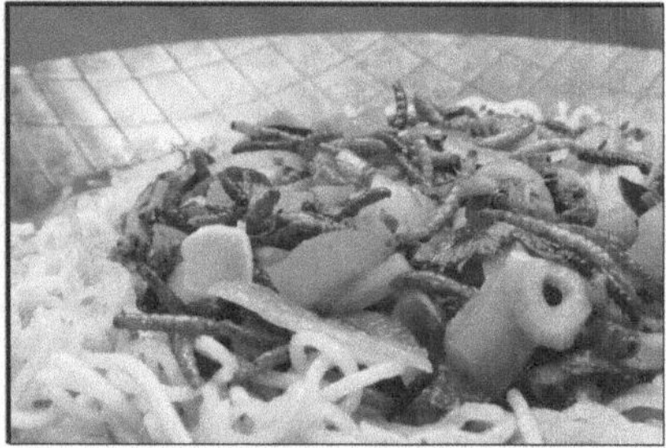

Mehlwürmer züchten: Wenn ihr lebende Mehlwürmer kauft: Die braunen sind schon alt und kurz vor dem Verpuppen. Die aus den Puppen entstehenden Käfer in einem geeigneten Gefäß (großes Glas oder Eimer) mit Brotresten, Mehl und Haferflocken aussetzen. Sie legen Eier und schnell schlüpfen frische, leckere Mehlwürmer. Ihren Geschmack könnt ihr durch die Fütterung beeinflussen. (z.B. Apfel, Karotte, Salat...)

Weitere Infos: http://www.skorpione.de/forum/viewtopic.php?t=17223

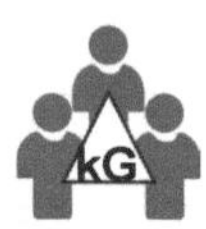

Aufgabe 4:

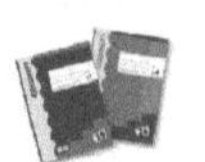

Als weitere Nahrungsquelle der Zukunft gelten Algen. Vielleicht habt ihr sie schon gegessen? Es gibt sie beim Büffet im China-Restaurant oder als Algenblätter (Noriblätter) ums Sushi gehüllt. Findet heraus:

- Welche Arten von Algen gibt es?
- Wo wachsen sie?
- Warum sind sie so gesund?

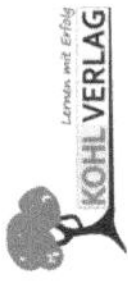

XIX. Was essen wir morgen?

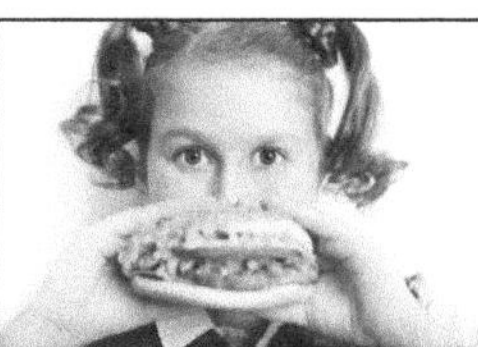

Gerichte aus aller Herren Länder

In der zweiten Hälfte des letzten Jahrhunderts, als nach dem Krieg die Wirtschaft wieder wuchs, brachten viele Reisende Rezepte aus anderen Ländern mit. Auch die Gastarbeiter, die uns im Lande bei der Arbeit unterstützten, brachten frischen Wind in die deutsche Küche. Nicht, dass wir nun keine Klöße, kein Sauerkraut oder keinen Braten mehr essen mögen – doch uns schmecken auch viele andere Speisen.

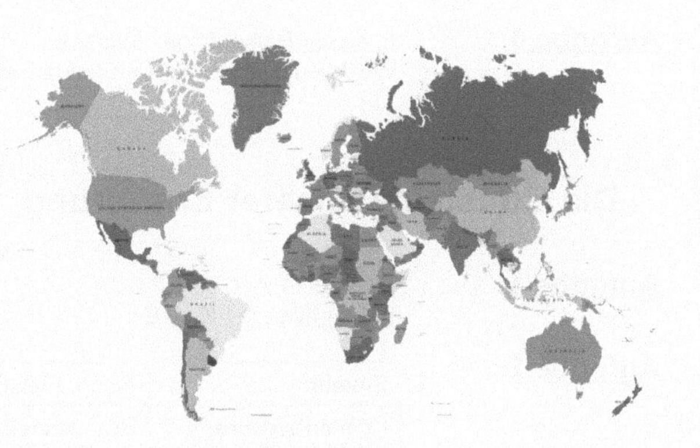

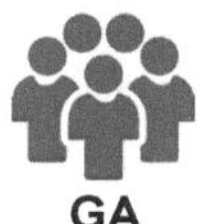

GA

Aufgabe 5: *Welche „fremden" Gerichte kennt ihr? Notiert zu den Ländern/Gebieten, was euch einfällt und was ihr gerne mögt.*

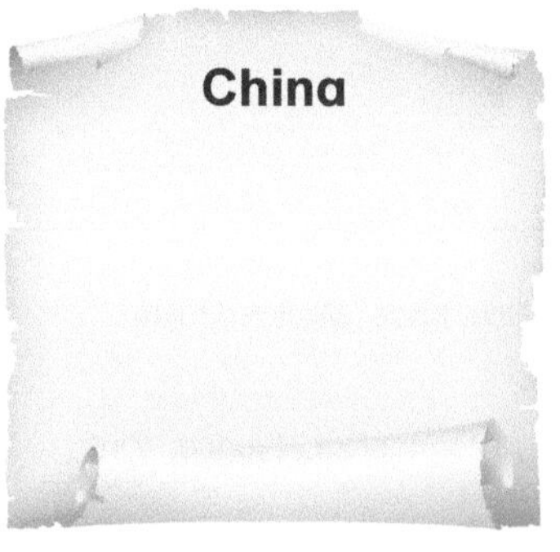

China

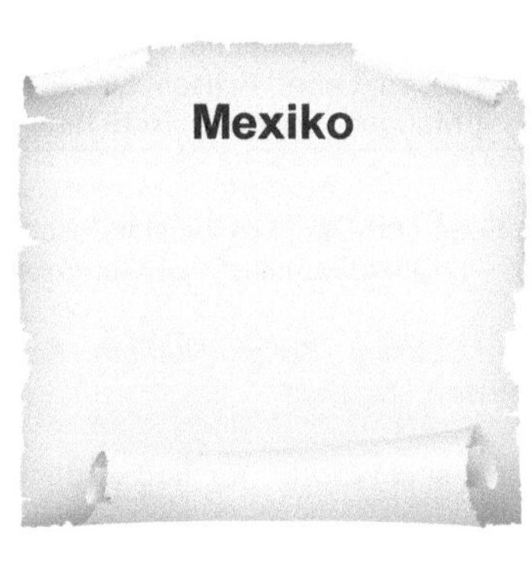

Mexiko

Italien

USA

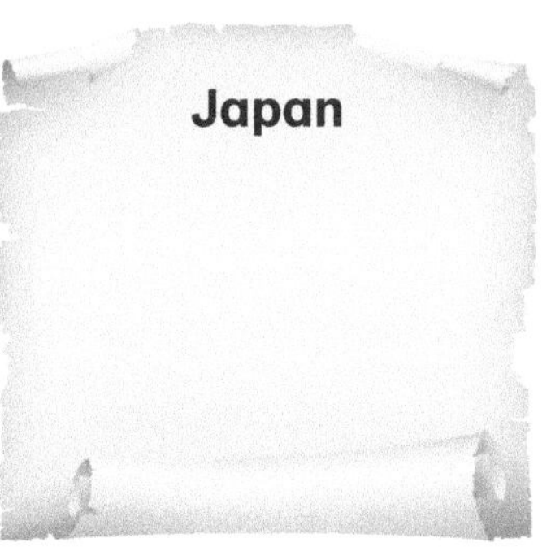

Japan

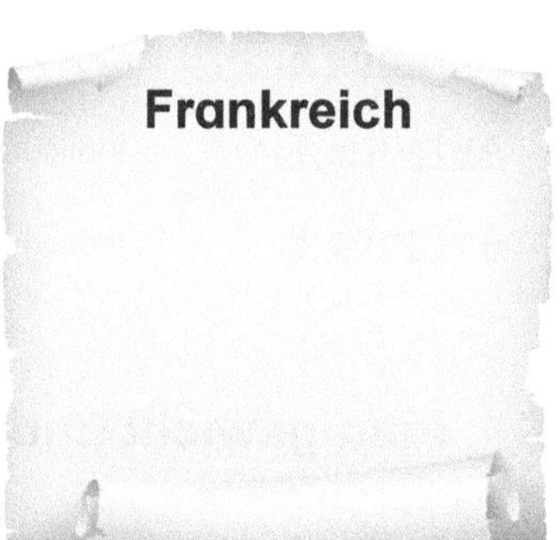

Frankreich

Griechenland

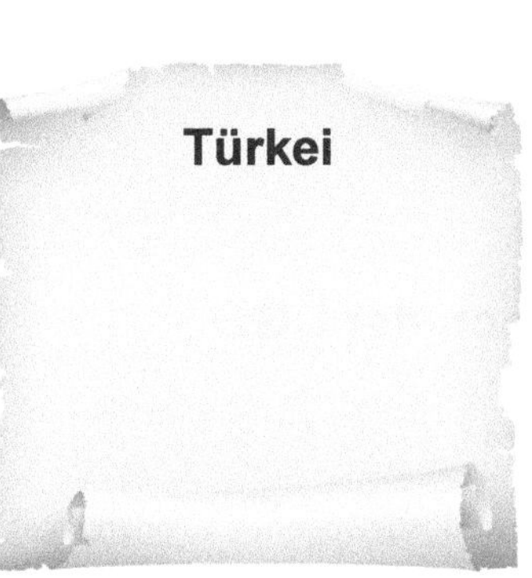

Türkei

Skandinavien

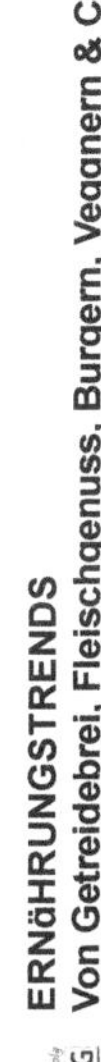

KOHL VERLAG
ERNäHRUNGSTRENDS
Von Getreidebrei, Fleischgenuss, Burgern, Veganern & Co – Bestell-Nr. 11 695

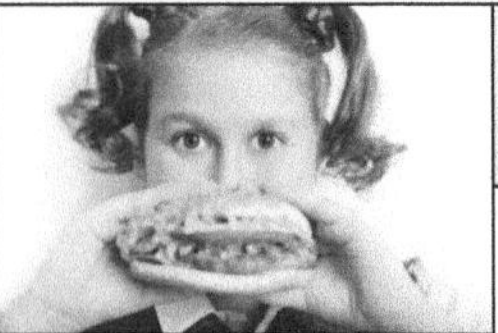

XX. Die Lösungen

I. Ernährung früher – die Geschichte

Aufgabe 1: In dieser Reihenfolge: Wurzeln, Larven, Fleisch, Mehl, Brot, Kartoffelanbau, Grütze, Wildgerichte, Weltkriege, Rotkohl, Fertiggerichte, Döner, Zusatzstoffe

II. Die Bausteine unserer Ernährung

Aufgabe 1: Eiweiß: G, A, C
Kohlenhydrate: K, J, E
Fette: L, M, B, I
Ballaststoffe: F, D, H

Aufgabe 2:

Eiweiß:	Fisch, Fleisch, Eier, Milch, Hülsenfrüchte
Kohlenhydrate:	Brot, Nudeln, Kartoffeln
Fett:	Öle, Butter, Speck
Vitamine:	Obst und Gemüse
Mineralstoffe:	Milch, Vollkornprodukte, Nüsse – z.B. In Kartoffeln, Feldsalat und frischem Spinat steckt der Mineralstoff Kalium, in Eiern und Senfkörnern ist Magnesium enthalten, in Milch, Fenchel und Johannisbeeren steckt Calcium, Natrium ist im Kochsalz.
Spurenelemente:	Jod: Seelachs, Feldsalat, Jodsalz Zink: Schalentiere, Weizenkeime Selen: Graupen, Gurke Fluorid: Sardinen, schwarzer Tee Kupfer: Sojabohnen, Nüsse Eisen: Leber, Fleisch, Linsen Mangan: Bananen, Rote Bete

Aufgabe 3: **a)** Süßigkeiten; **b)** Fette und Öle; **c)** Fleisch, Fisch, Eier; **d)** Milch, Käse, Milchprodukte; **e)** Getreideprodukte; **f)** Obst/Gemüse; **g)** Getränke

Aufgabe 4: In dieser Reihenfolge: Calcium, Sulfat, Natrium, Kalium, Chlorid, Magnesium, Fluorid, Zink, Hydrogenkarbonat, Eisen, Silizium

Aufgabe 5: Als Durststiller geeignet sind Wasser, Tee und verdünnte Säfte oder Schorlen.

Aufgabe 6: Wasser, Tee und Schorlen sollen wir häufig trinken.

Aufgabe 7: Individuelle Lösungen.

Aufgabe 8: Individuelle Lösungen.

III. Idealgewicht und Kalorien

Aufgabe 1: Individuelle Lösungen.

Aufgabe 2: Leichtarbeiter: Feinmechaniker, Bürobedienstete, Laboranten, Pkw-Fahrer
Mittelschwerarbeiter: Autoschlosser, Schreiner, Verkäufer, Hausfrau (z. B. beim Putzen!)
Schwerarbeiter: Maurer, Dachdecker, Masseur, verschiedene Disziplinen im Leistungssport
Schwerstarbeiter: Stahl- und Hochofenarbeiter, Glasbläser, Waldarbeiter, Hochleistungssportler

Aufgabe 3: Individuelle Lösungen.

IV. Vollwertige Ernährung nach der DGE

Aufgabe 1: Individuelle Lösungen.

Aufgabe 2: In dieser Reihenfolge: ausgewogener, kalorienarmer, Nudeln, Ballaststoffe, Gemüse und Obst, Mineralstoffen, Omega 3-Fettsäuren, pflanzlichen, Wasser, Fett, Nährstoffe, Süßwaren, Fertigprodukten, Kräutern, Früchtetee, satt, Sport, Gesundheit

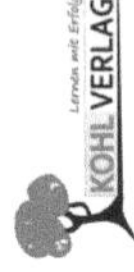

XX. Die Lösungen

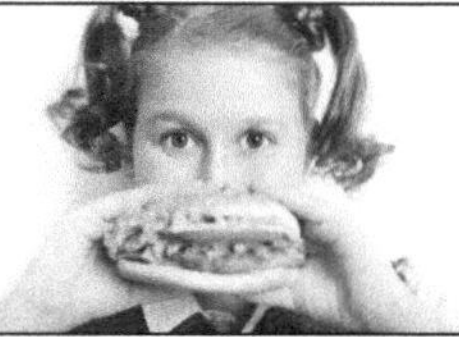

V. Vollwerternährung

Aufgabe 1: Richtig ist: **a)** 2; **b)** 2; **c)** 1; **d)** 2; **e)** 2; **f)** 1; **g)** 2; **h)** 1; **i)** 1; **j)** 1

Aufgabe 2: Die Nahrung soll pflanzlich, wenig verarbeitet, ökologisch erzeugt, aus der Region und saisonal sein, dazu umweltfreundlich verpackt und fair gehandelt.

VI. Vegetarier und Veganer

Aufgabe 1:

Bezeichnung	Essen kein
Ovo-Lakto-Vegetarisch	Fleisch und Fisch
Lakto-Vegetarisch	Fleisch, Fisch und Eier
Ovo-Vegetarisch	Fleisch, Fisch, Milch & Milchprodukte
Vegan	alle vom Tier stammenden Lebensmittel (Fleisch, Fisch, Milch, Eier, Honig)

Aufgabe 2: Individuelle Lösungen.

Aufgabe 3:

a) Durch den völligen Verzicht auf tierische Lebensmittel kann sich ein Mangel an den Vitaminen B2, B12 und D entwickeln. Auch Eisen, Calcium, Jod und Zink sind kritische Nährstoffe, wie auch oft zu wenig Eiweiß aufgenommen wird.
b) Ob eine „künstliche" Zufuhr wichtiger Nährstoffe den durch Nahrungsausschluss entstandenden Mangel ausgleichen kann, ist umstritten. Es gibt Vor- und Nachteile.
c) Individuelle Antworten.

VII. Biosiegel – was bedeuten sie?

Aufgabe 1: Biologisch angebaut: b), d), f), h), i)

Aufgabe 2: Es entstehen höhere Produktionskosten durch die Anwendung arbeitsaufwändigerer Verfahren und die Anforderungen einer tiergerechten und umweltschonenden Tierhaltung. Die Verarbeitung ist zeit- und kostenintensiv. Über ein Drittel aller Öko-Produkte wird in Naturkostläden und Reformhäusern verkauft. Sie zeichnen sich gegenüber dem normalen Lebensmitteleinzelhandel durch intensiven Service und Beratung aus. Im Preis von Öko-Produkten sind auch die Kosten für die Kontrolle auf Einhaltung der Qualitätsrichtlinien und Anbau- bzw. Verarbeitungsvorschriften enthalten.

Aufgabe 3: Obere Reihe: Netto, Penny, Rewe, Norma, Metro-Gruppe (Real und Kaufhof)
Untere Reihe: Lidl, Aldi Süd, dm-Märkte, Aldi Nord, Edeka

VIII. Die wichtigsten Ernährungsformen heute

Aufgabe 1:

Vollwertige Ernährung	Vollwerternährung	Vegetarische Kost
Empfehlungen der (DGE), das ist die Deutsche Gesellschaft für Ernährung	**Begründer:** u. a. W. Kollath	**Begründer:** Pythagoras
Regeln: • tägliche Lebensmittel aus allen Gruppen verzehren • Viel Wasser trinken • vielseitig • weniger Fett • mehr Vollkornprodukte • frisches Obst u. Gemüse	**Ansicht:** Nahrung so natürlich wie möglich aufnehmen, umweltschonend, Fair Trade mit armen Ländern	**Ansicht:** Lehnt das Töten aller Lebewesen ab
	Regeln: • vorwiegend pflanzliche Lebensmittel und Milchprodukte • frische, möglichst rohe und unverarbeitete Lebensmittel, saisonal und regional einkaufen	**Wichtigste Formen:** • Ovo-lacto Veg. essen pflanzliche Lebensmittel, Eier, Milchprodukte • Lacto-Veg. essen pflanzliche Lebensmittel und Milchprodukte • Veganer verzichten auf alle tierischen Lebensmittel

XX. Die Lösungen

IX. Ernährung bei Allergien

Aufgabe 1:

a) Gluten ist ein Klebereiweiß, was in vielen Getreidesorten enthalten ist. Menschen mit einer Zöliakie müssen glutenfreie Lebensmittel wie z.B. Mais, Reis, Hirse, Buchweizen, Soja, Sesam, Kartoffeln, Obst, Gemüse, Butter oder Nüsse verzehren.

b) Der Dünndarm der Menschen mit Laktoseintoleranz produziert keine Laktase, sodass sie keinen Milchzucker verdauen können. Sie sollten Milch, Pudding etc. meiden. Industriell hergestellten Produkten wird oft Milchzucker hinzugefügt, sodass er sich in vielen Fertiggerichten, auch in Wurst, Brot und Süßigkeiten findet.

X. Diäten – hoch im Kurs

Aufgabe 1:

	Schlankheitsdrinks	Friss die Hälfte	Brigitte-Diät
Nahrung	Pulver, angerührt, viel trinken	Die Hälfte der normalen Nahrung.	Midchkost, ausgewogen und kalorienarm
Vorteile	einfach	einfach, kein Verzicht auf Lieblingsspeisen	Abwechslung, Essen nach Geschmack
Nachteile	Kein Lerneffekt, kein Kau-en, einseitig	Kein Lerneffekt, evtl. Hunger	gut geplanter Einkauf und Vorratshaltung

	Trennkost	Low Carb
Nahrung	Entweder nur Eiweiß- oder nur Kohlehydrathaltige Lebensmittel essen	wenig Kohlenhydrate, viel Eiweiß
Vorteile	umstritten	einfach durchzuführen
Nachteile	Schwierig durchzuführen, wer will schon Spaghetti ohne Bolognese-Sauce?	nicht genügend Pflanzenkost (Ballststoffe), Gefährdung für den Darm

Aufgabe 2: Individuelle Lösungen.

Aufgabe 3: Individuelle Lösungen.

Aufgabe 4: Man soll, auch wenn man gerne zunehmen möchte, gesunde Lebensmittel essen. Wer nur noch fettige Pommes Frites isst, tut seinem Körper keinen Gefallen. Die Lebensmittel sollen Energie liefern (Kohlenhydrate) und auch genügend Vitamine, Mineralstoffe und Spurenelemente enthalten. Auch die Fettzufuhr muss erhöht werden, damit der Körper nicht auf die wenigen Fettreserven zurückgreift. Kalorienreiche und gesunde Lebensmittel sind: z. B. Lachs, Nüsse, Trockenfrüchte, Avocados, Bananen und Vollkornbrot. Auch zu empfehlen sind Kartoffeln mit Butter und Sahne, Nudeln mit Hackfleischsoße oder fettreicher Käse. Dazu darf man Butterkekse und Müsliriegel naschen oder einen Vollmilch-Joghurt genießen. Zum Müsli gibt es Creme fraiche oder Sahne, auf das Butterbrot eine dicke Scheibe Käse (und vielleicht noch Schinken?). Suppen können mit Sahne oder hochwertigem Pflanzenöl aufgemotzt werden. Über die Nudeln kommt kräftig Parmesan ... Obstsaft ist gesund und liefert dabei auch viele Kalorien: Ein 250 Milliliter Glas Apfelsaft hat 115 Kilokalorien.

XI. Fertiggerichte

Aufgabe 1: In der Mikrowelle gibt es ein Teil (man nennt es Magnetron), das die energiereichen, sogenannten Mikrowellen erzeugt. Diese Wellen breiten sich in der Mikrowelle aus und treffen auf das Essen. Darin befindet sich Wasser. Das merkst du, wenn du Gemüse oder eine Tomate zerdrückst. aus ihnen kommt etwas Wasser heraus. Wenn diese energiereichen Wellen auf das Essen treffen, bringen sie das Wasser in dem Essen zum Schwingen. Aufgrund der Schwingungen wird das Wasser und somit auch das Essen warm.

Aufgabe 2: Unter dem Begriff Vitalstoffe fasst man alle Vitamine, Mineralstoffe, Spurenelemente, Amino- und essenzielle Fettsäuren zusammen. Der Organismus benötigt diese Wirkstoffe als Katalysatoren für eine Vielzahl von Stoffwechselprozessen. Vitalstoffe selbst sind keine Energieträger. Sie tragen vielmehr dazu bei, gesund zu bleiben bzw. es zu werden.

Aufgabe 3: Lösungsvorschläge:

Beide Eltern sind berufstätig; Alleinerziehende; fehlende Fähigkeit zum Kochen; Freizeit wird anders genutzt; Zeitmangel; Bequemlichkeit ...

XX. Die Lösungen

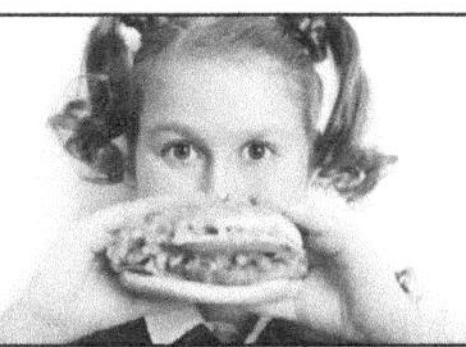

Aufgabe 4: Aromen, Farbstoffe, Geschmacksverstärker, Verdickungsmittel, Stabilisatoren, Süßstoffe

Aufgabe 5:
küchenfertig: abgepacktes Fleisch, geschälte Kartoffeln, geputzte Salate
garfertig: Reis, frische Pizza,
zubereitungsfertig: Puddingpulver, Soßenpulver, Fleischkonserven, Gemüsekonserven
verzehrfertig: Salatmischungen mit Dressing, Sandwiches

Aufgabe 6:
- Der Einsatz von Fertigprodukten senkt Personal- und Materialkosten.
- Prozessabläufe und damit die (Arbeits-) Kosten planbar.
- Durch die Abnahme wesentlicher Verarbeitungsschritte können Gastronomen ein breiteres Speisensortiment anbieten.

Aufgabe 7: Individuelle Lösungen.

Aufgabe 8: Individuelle Lösungen.

Aufgabe 9: Lösungsvorschlag: Positiv bewerten kann man die Punkte a), b), e), g), i), k), m) und o).

Aufgabe 10: Individuelle Lösungen.

Aufgabe 11: Individuelle Lösungen.

Aufgabe 12:
a) Meistens enthalten Light-Produkte weniger Zucker oder weniger Fett.
b) Margarine, Joghurt, Limonade/Cola, Mayonnaise, Bonbons, Wurst, Frischkäse ...
c) - Oft sind viele unnatürliche Stoffe enthalten, z.B. Konservierungsstoffe, Süßstoffe
- Oft zu hoher Salzgehalt (v.a. wenn Fett reduziert wird, da Fett normalerweise als natürlicher Geschmacksverstärker wirkt)

d) Mayonnaise: normale nehmen, aber die Hälfte durch fettarmen Joghurt ersetzen
Getränke: Limonaden und unverdünnte Säfte vermeiden, lieber Saftschorlen oder Tee zu sich nehmen
Fruchtjoghurt: einfachen Jogurt mit frischem Obst anreichern

Aufgabe 13: Individuelle Lösungen.

XII. Kaffee wird zum Volksgetränk

Aufgabe 1:

Name	besteht aus
Milchkaffee	Kaffee aus Filter-/ Siebträgermaschine/ Schraubkanne und ähnlichem, dabei ist das Verhältnis meistens halb Milch, halb Kaffee
Mokka	Mokka oder Türkischer Kaffee – ein starker, süßer, schwarzer Kaffee, im Kännchen mit Kaffeesatz serviert
Eiskaffee	gekühlter Kaffee mit Vanilleeis
Blümchenkaffee	scherzhafte Bezeichnung für einen sehr dünn gebrühten Kaffee
Muckefuck	Ersatzkaffee aus verschiedenen Getreidearten und Zichorien, einst ein Ersatz bei Nichtverfügbarkeit von Kaffeebohnen, heute beliebt als „gesunde“ Alternative in der Naturkost.
Espresso	Sehr starker Kaffee ohne Milch, bei dem das Wasser unter hohem Druck durch das sehr fein gemahlene Kaffeemehl gepresst wird.
Cappuccino	je ein Drittel Espresso, heiße Milch und Milchschaum, oft mit Kakaopulver bestreut
Latte Macchiato	wörtlich: „befleckte Milch“, aufgeschäumte warme Milch mit Espresso

Aufgabe 2:
- **Kaffeehaus:** Treffpunkt vieler Menschen, die dort ihren Kaffee trinken und sich unterhalten.
- **Äthiopien:** Heimat des Kaffeebaums.
- Die **Türken** verbreiteten den Kaffee.
- **Brasilien** ist heute das Hauptanbauland des Kaffees.
- In **Arabien** trinkt man seit Mitte des 15. Jh. Kaffee.
- In **Bremen** gab es das erste deutsche Kaffeehaus.
- **Koffein** ist der Stoff im Kaffee, der uns wach macht (oder wach hält).
- In **Wien** sind die Kaffeehäuser legendär und heute noch beliebt.
- Melitta Bentz erfand den (Kaffee-)**Filter**, weil sie keinen Kaffeesatz in ihrer Tasse mochte.

K	A	F	F	E	E	H	A	U	S	R
Ä	T	H	I	O	P	I	E	N	E	G
I	Ü	M	Ü	S	E	H	U	K	P	F
B	R	A	S	I	L	I	E	N	E	I
L	K	E	V	E	R	W	S	A	D	L
U	E	A	R	A	B	I	E	N	I	T
T	N	F	E	B	R	E	M	E	N	E
K	O	F	F	E	I	N	T	E	A	R

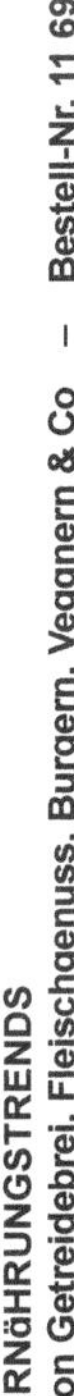

XX. Die Lösungen

XIII. Coca-Cola

Aufgabe 1:

a) 1886 wurde Coca-Cola vom US-Amerikaner John Pemberton erfunden.
b) 1892 gründete der Apotheker Candler in Atlanta die Coca-Cola-Company.
c) Seit 1929 gibt es Coca-Cola auch in Deutschland.
d) Coca-Cola, Lift und Mezzo mix, Sprite, Coca-Cola light und zero gehören zum Angebot.

XIV. Cornflakes

Aufgabe 1:

Cornflakes dürfen sich nur solche Knusperflocken nennen, die aus Mais (Corn) hergestellt wurden. Es gibt auch Flocken aus Buchweizen, Amaranth und anderen Getreidesorten. Diese heißen dann nicht Cornflakes, sondern werden als Knusperflakes bezeichnet.

Aufgabe 2:

a)

Nährwert	pro 100 g Cornflakes Kellogs	pro 100 g Müsli Vitalis Schoko
Eiweiß:	7,0 g	10,0 g
Kohlenhydrate:	84,0 g	62,0 g
davon Zucker:	8,0 g	23,0 g
Fett:	0,9 g	12,0 g
Ballaststoffe:	3,0 g	30,0 g
Energie:	372 kcal/1557,5 kj	412 kcal/1725 kj

b) & c) Individuelle Lösungen.

XV. Kaltes Büffet

Aufgabe 1:

Einige Vorschläge:

verschiedene selbstgemachte Antipasti; Zwiebelquiche; Tapas; Papaya-Mozzarella (statt Tomaten-Mozzarella) Spießchen; Nudelsalat (am besten ohne Majonnaise); Crisini mit Parmaschinken umwickelt; eine Platte mit mediteraner Wurstauswahl, also verschiedene Schinken und Salami und gutes Brot dazu; eine Käseplatte; Maispfannkuchen mit Räucherlachscreme, gerollt und geschnitten und mit frischem Dill garniert; verschiedene „Fleischpflanzerl“ allerdings in klein, manche „normal“, manche in „thai-Style“ oder „griechisch“ und Soße dazu. Für asiatisch angehauchtes Büffet ein Mangosalat oder Papayasalat oder Glasnudelsalat. Zu jedem Büffet passt auch gut eine Suppe, Pizzasuppe, Gulaschsuppe, Lauch-Käsesuppe ...

XVI. Fisch und Fischstäbchen

Aufgabe 1:

Hinter dem Seelachs steckt der Köhlerfisch, und der Alaska-Seelachs heißt richtig Pazifischer Pollack. Aber Seelachs oder Alaska-Seelachs hört sich einfach besser an!

Aufgabe 2:

Vorteile: Die überfischten Weltmeere können sich ein wenig erholen, da der Fischbedarf zum großen Teil aus diesen Kulturen gedeckt werden kann. Es werden neue Arbeitsplätze geschaffen. Der Fang ist umweltfreundlicher, da das Benzin für die Riesenschiffe eingespart wird.

Nachteile: Die intensive Fischhaltung auf engem Raum erfordert den Einsatz von Medikamenten – oft nur zu Vorbeugung, um Epidemien zu vermeiden. Zuchttiere, die in Freiheit gelangen, können wildlebende Arten verdrängen. Auch können sich Parasiten aus den Zuchtfarmen schnell auf das umliegende Ökosystem ausbreiten

Aufgabe 3:

Individuelle Lösungen.

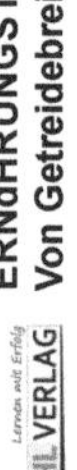

XX. Die Lösungen

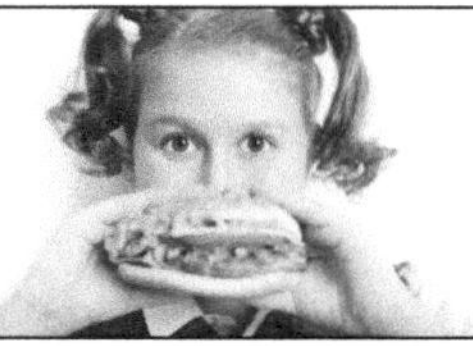

XVII. Was essen wir morgen?

Aufgabe 1: Pommes frites, Kroketten, Rösti, Kartoffelpüree aus der Tüte, fertiger Kartoffelgratin, fertige Gnocchi, vorbereitete Bratkartoffeln, auch Reis und Nudeln stehen öfters auf dem Speiseplan als früher.

Aufgabe 2:

	pro 100 g
Kartoffeln	70 kcal
Nudeln	160 kcal
Reis	130 kcal
Pommes frites	290 kcal
Bratkartoffeln	160 kcal
Kartoffelklöße	100 kcal

Aufgabe 3:

Festkochend: Bratkartoffeln, Kartoffelsalat, Kartoffelauflauf, Pellkartoffeln
Vorwiegend festkochend: Salzkartoffeln, Pommes frites, Kartoffelpuffer, Rösti
Mehlig kochend: Kartoffelpüree, Kartoffelklöße, Eintöpfe, Suppen

XVIII. Fastfood – im Trend?

Aufgabe 1: Individuelle Lösungen.

Aufgabe 2: Individuelle Lösungen.

XIX. Was essen wir morgen?

Aufgabe 1:

Vorschlag 1: **Bauernomelett**
Kartoffeln und Champignons in Scheiben schneiden, Zwiebel und Schinken klein würfeln, alles in einem Esslöffel heißen Öl knusprig braten. Zwei Eier mit der Sahne verquirlen, in die Pfanne geben und stocken lassen. Nach Geschmack mit Salz und Pfeffer würzen und mit Kräutern bestreuen.

Vorschlag 2: **Kartoffel-Champignon-Gratin**
Alles klein schneiden und in eine Auflaufform schichten, mit Salz und Pfeffer würzen. Zwei Eier und die Sahne verrühren, darauf verteilen. Zum Schluss einige Streifen Käse darüberlegen und das ganz etwa 20-30 Minuten im Ofen backen, bis der Käse leicht braun ist.

Aufgabe 2: Individuelle Antworten.

Aufgabe 3: Das Mindesthaltbarkeitsdatum (MHD) ist ein vorgeschriebenes Kennzeichen, das auf Fertigpackungen anzugeben ist. Das MHD gibt an, bis zu welchem Termin ein Lebensmittel bei sachgerechter Aufbewahrung (Lagertemperatur) auf jeden Fall ohne wesentliche Geschmacks- und Qualitätseinbußen sowie gesundheitliches Risiko zu konsumieren ist. Da es sich um ein Mindesthaltbarkeits- und nicht um ein Verfalldatum handelt, ist das Lebensmittel in der Regel auch nach dem angegebenen Datum noch verzehrbar.

Aufgabe 4:

- Es gibt tausend verschiedene Algenarten. Für die Küche sind vor allem Grün-, Braun-, und Rotalgen von Bedeutung.
- Algen wachsen und leben in allen Meeren der Welt.
- Speisealgen sind reich an Phosphor, Calcium und Eisen sind und äußerst fett- und kalorienarm.

Aufgabe 5:

Eine kleine Auswahl:
China: süßsaure Soßen, Loempias
Mexiko: Tacos und Enchiladas
Italien: Pizza, Parmesan, Olivenöl und Spagetti
USA: dicke Steaks, Hot Dogs und Burger
Japan: Sushi, (eigentlich aus dem Flussgebiet des Mekong)
Frankreich: Baguette, das lange Stangenbrot, die Croissants, den Camembert
Griechenland: Gyros-Pitta, Oliven, Schafskäse, gefüllte Weinblätter
Türkei: Kebab, Döner, Meze, Köfte, Lahmacun, Baklava

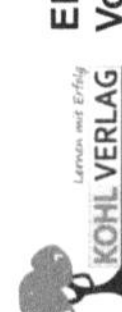

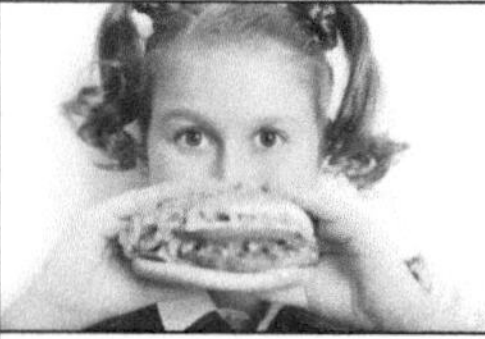

Bildquellen

alle Seiten links/rechs oben:	© masterloi - fotolia.com
Seite 3	© GiZGRAPHICS - fotolia.com
Seite 4	© Antje Lindert-Rottke - fotolia.com
Seite 5	© viperagp - fotolia.com
Seite 6	© ÒüÖ´¢×Òâ¡Òâ - Fotolia.com.jpg
Seite 7	© photocrew - fotolia.com
Seite 8	© Matthew Cole - fotolia.com
Seite 9	© picsfive & Jacek Chabraszewski - fotolia.com
Seite 10	© Magnus Manske - wikimedia.org © fotomek - fotolia.com
Seite 12	© amirian - fotolia.com
Seite 13	© Michael Brown, Zerbor, Serj Siz'kov, matthias21 & Matthew Cole - fotolia.com
Seite 14	© virinaflora - fotolia.com
Seite 15	© Diashule - fotolia.com
Seite 17	© Magnus Manske - wikimedia.org
Seite 18	© Klara Viskova - fotolia.com
Seite 19	© Frumpy - wikimedia.org © PhotoSG, minadezhada & mooseshop - fotolia.com
Seite 20	© kytalpa & JackF - fotolia.com
Seite 21	© Dani Vincek & seralex - fotolia.com
Seite 22	© WavebreakmediaMicro, countrypixel & mihi - fotolia.com
Seite 23	© Nik, juefraphoto & Floydine - fotolia.com
Seite 25	© viperagp & mma23 - fotolia.com
Seite 26	© picsfive & fahrwasser - fotolia.com
Seite 27	© picsfive & Jiri Hera - fotolia.com
Seite 29	© biosiegel - go.feminin.de
Seite 30	© Chris828, Solare, Ephraim33 & Saibo - wikipedia.org
Seite 31	© jr_casas - fotolia.com
Seite 32	© guukaa - fotolia.com
Seite 33	© Rassco & freshidea - fotolia.com
Seite 34	© Dimitriy Kylov - fotolia.com
Seite 35	© Rainer Zenz - wikipedia.org © Schliemer & Klaus Eppele - fotolia.com
Seite 36	© blende40 - fotolia.com
Seite 37	© sil007, rainerwrede, Pictures news, luhuanfeng & viperagp - fotolia.com
Seite 38	© DeuxRonde - fotolia.com
Seite 39	© Natuzzi mandus unileverr - wikimedia.org
Seite 40	© fovito & baibaz - fotolia.com
Seite 41	© KENPEI - wikimedia.org
Seite 42	© scusi - fotolia.com
Seite 43	© Gunnar Forbrig - wikimedia.org
Seite 44	© monticelllo - fotolia.com
Seite 45	© superfood, Matthias Stolz, Gabriele Rohde, TwilightArtPictures, Yantra, Thomas Siepmann, juefraphoto, IngridHS & Andrea Wilhelm - fotolia.com
Seite 46	© Digitalpress, rdnzl & victoria p. - fotolia.com
Seite 47	© Jiri Hera, mbongo & kathrinm - fotolia.com
Seite 48	© OTFW - wikimedia.org © Corneman & adisa - fotolia.com
Seite 49	© rvlsoft, EXQuisine, exclusive-design & Jacek Chabraszewski - fotolia.com © Magnus Manske & JuergenG - wikimedia.org
Seite 50	© Chlorophylle & Picture-Factory - fotolia.com
Seite 51	© Tetastock & A_Lein - fotolia.com
Seite 52	© Anton Gvozdikov & Thobie - fotolia.com
Seite 53	© tansy & cienpiesnf - fotolia.com

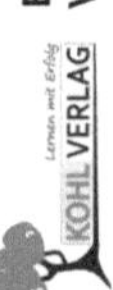